17.50

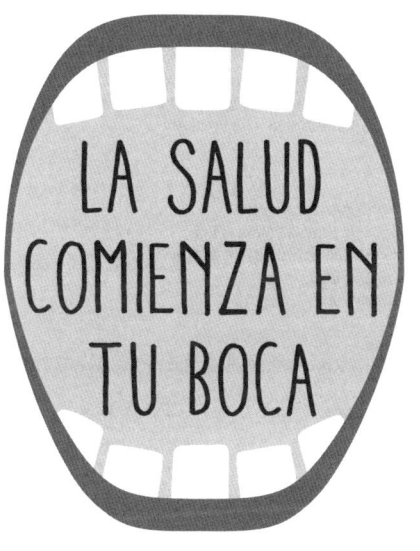

LA SALUD COMIENZA EN TU BOCA

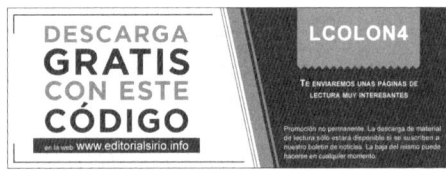

Título original: GEZOND BEGINT IN JE MOND
Traducido del alemán por M. Teresa Palomas Peix
Diseño de portada e ilustraciones: Studio Jan de Boer
Diseño de interior: Scribent.nl
Maquetación: Toñi F. Castellón

©   de la edición original
     2018 de Yvonne Kort / Kosmos Publishers, Utrecht / Amberes, VBK

     Publicado inicialmente por Kosmos Uitgevers, Países Bajos, en 2018

©   de la presente edición
     EDITORIAL SIRIO, S.A.
     C/ Rosa de los Vientos, 64
     Pol. Ind. El Viso
     29006-Málaga
     España

www.editorialsirio.com
sirio@editorialsirio.com

I.S.B.N.: 978-84-18000-90-4
Depósito Legal: MA-1186-2020

Impreso en Imagraf Impresores, S. A.
c/ Nabucco, 14 D - Pol. Alameda
29006 - Málaga

Impreso en España

Puedes seguirnos en Facebook, Twitter, YouTube e Instagram.

YVONNE
KORT

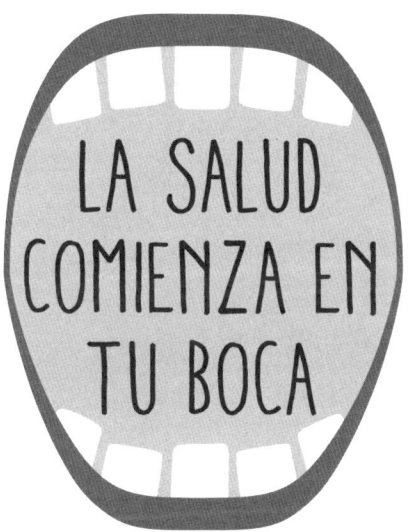

LA SALUD
COMIENZA EN
TU BOCA

Información, consejos y 10 sugerencias
para una salud (bucal) óptima

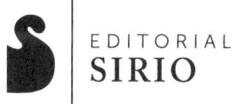

EDITORIAL
SIRIO

ÍNDICE

PRÓLOGO

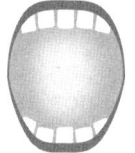

Cuando leí por primera vez el libro de Yvonne Kort vi en él la oportunidad de hacer llegar información esencial sobre la salud bucal, y la salud en general, a lectores que no pertenecen al sector sanitario. Este libro explica la importancia que tiene la salud bucal en el conjunto del organismo, no como un elemento segregado, sino como la primera entrada del aparato digestivo, o como parte activa en el aparato respiratorio.

Muchos médicos y odontólogos consideramos que es un error tratar la odontología como carrera separada de la medicina ya que el cuerpo es uno solo y el tratamiento de una de las partes puede originar afectaciones en otra. De la misma manera alteraciones en la boca pueden ser síntoma de una enfermedad sistémica, y no debemos tratar el síntoma sino la enfermedad, tal como explica Kort en este libro, pues al tratar el síntoma se dificulta el diagnóstico de la patología causal.

Por ejemplo, una obturación (*empaste*) mal pulida puede generar migrañas, y el acúmulo de sarro aumenta el riesgo de infarto. Por otro lado, las aftas (*llagas*) recurrentes suelen ser indicio de problemas en el estómago o falta de vitamina B, y un dolor mandibular en mujeres puede ser síntoma de enfermedad cardíaca.

Por este motivo el libro *La salud comienza en tu boca* insiste en la importancia de mantener una boca sana para preservar el equilibrio holístico y la capacidad autocurativa del cuerpo.

En la primera parte, nos presenta, con un lenguaje divulgativo, cuatro de los factores que juegan un papel fundamental en la salud de la boca y su relación con el resto del organismo: *la nutrición, el ejercicio, las condiciones psicosociales y las condiciones ambientales.*

Explica, por ejemplo, por qué un estilo de vida saludable disminuye el riesgo de enfermedades orales y sus consecuencias sistémicas, y la relación de los alimentos con las enfermedades dentales y de encías, que no proviene exclusivamente del contacto directo del alimento con los elementos bucales, ya que también se producen alteraciones en la boca derivadas de los intestinos.

Considero especialmente relevante toda la información que aporta sobre las enfermedades de las encías ya que tienen muchas consecuencias tanto a nivel local como sistémico, y son pocos los pacientes que acuden a la consulta por inflamación o pérdida de encía cuando aún no presentan sangrado, dolor o sensibilidad. Explica, por ejemplo, que la inflamación de encías comporta la pérdida de hueso y con ello el soporte dental, que conlleva a largo plazo a la pérdida de dientes. Así, un tratamiento a tiempo reduce el riesgo de pérdida dental con todo lo que implica a nivel de masticación, fonética y estética, y el gasto económico de la reposición de dichas piezas.

El estrés es otro de los factores de los que habla Kort. Se le debe prestar especial atención ya que vivimos en una sociedad que lo propicia, y es uno de los principales agravantes de enfermedades tanto a nivel físico –con la alteración del cortisol– como a nivel emocional. El odontólogo Christian Beyer detalla la relación de cada diente con la parte emocional, una herramienta de tratamiento cada vez más en auge llamada biodescodificación dental. Citando al doctor Beyer: «Cada caries es un signo de sentimiento no escuchado». Asimismo el estrés es el principal generador de sentimientos reprimidos que pueden producir patologías tanto en la boca como en otros órganos; por este motivo el manejo del estrés es un factor tan importante en la preservación de la salud.

En la segunda parte del libro Kort propone diez sugerencias para implementar en casa la prevención de enfermedades orales y mantener una buena salud general. Algunas sugerencias tal vez sean ampliamente conocidas, como cepillarse los dientes después de cada comida o, como mínimo, dos veces al día (después de desayunar y antes de acostarse) y también el uso del hilo dental o cepillos interproximales. Pero pese a ser conocidas es importante recordarlas.

Respecto a esto, no debe pasar desapercibido que el enjuague bucal o colutorio (son sinónimos) no elimina la placa ni los restos de placa, a diferencia de lo que venden algunos anuncios.

Los colutorios son herramientas para mantener las encías en un estado saludable o para reforzar el esmalte de los dientes; su uso es equivalente a la aplicación de una crema o pomada: nadie espera que una hidratante corporal limpie aquello que no ha limpiado el agua y el jabón, y dudo que alguien se aplique pomada para las quemaduras a diario por si acaso algún día se quema. El uso diario de colutorios sin criterio médico es debido a una influencia puramente comercial, que busca disimular el mal aliento producido por la falta de higiene oral. En la *sugerencia 2* se detallan algunos colutorios naturales y sus beneficios específicos, como enjuagarse con aceite de coco o con agua con sal después del cepillado. Antes de escoger un colutorio es importante conocer sus efectos y valorar cuál es el idóneo para cada caso particular. Este libro permite realizar un pequeño autodiagnóstico casero de algunas patologías para ayudar al lector a hacer una correcta elección.

Recomiendo leer el libro subrayando los conceptos y consejos adecuados a cada persona, ya que Kort ha escrito un manual de salud, prestando especial atención a las sugerencias sobre alimentación, pues lo que comemos también tiene mucha influencia en la prevención de patologías sistémicas.

Otro factor muy importante que se ha de tener en cuenta con respecto al organismo y que afecta tanto a órganos como a la postura es la respiración. No es uno de los contenidos escogidos por Kort y por ello he querido abordar brevemente la importancia de respirar de manera adecuada.

El sistema respiratorio correcto se inicia en la nariz, que está formada por una parte externa y una interna, mayor que la primera, llamada senos maxilares o senos paranasales. Estos senos están ubicados sobre el paladar y por debajo de los ojos, justo detrás del hueso al que llamamos coloquialmente pómulo. La función de la nariz (interna y externa) es filtrar el aire, calentarlo entre treinta y seis y treinta y siete grados, y humedecerlo cuando se inspira para transportarlo hasta los pulmones.

Los pulmones están compuestos por alveolos, donde se produce el intercambio de oxígeno y dióxido de carbono con la sangre, recubiertos por una membrana surfactante que estimula su elasticidad para hacerlos permeables al oxígeno, el cual penetra en la sangre por presión. A treinta y seis grados se produce la máxima presión, y gracias a la humedad nasal se aumenta la superficie de intercambio gaseoso entre los pulmones y la sangre. Es decir, cuando el aire húmedo entra a esa temperatura aumenta la presión de los pulmones y humedece la membrana surfactante que dilata al máximo los alveolos pulmonares, y así se produce la máxima absorción de oxígeno en el cuerpo.

Durante la respiración oral el aire que entra por la boca no se humedece, calienta ni filtra. Este aire seco limita la capacidad de dilatación alveolar; al entrar a una temperatura inferior a treinta y seis grados el oxígeno no está sometido a suficiente presión, y la carencia de filtrado provoca una entrada de partículas irritantes en los pulmones que pueden obstruir los alveolos pulmonares, disminuyendo la cantidad de alveolos útiles para realizar el intercambio de gases, de modo que se produce menor oxigenación del cuerpo. Para compensar la falta de oxígeno el cuerpo aumenta la cantidad de inhalaciones por minuto, lo que causa un aumento de la actividad cardiovascular, provocando arritmias e incluso taquicardias en pacientes de edad avanzada, hipoxia o disnea a largo plazo.

En la cavidad oral observamos que durante la respiración nasal la lengua se eleva y se proyecta contra el paladar, ejerciendo un estímulo positivo y favoreciendo el correcto desarrollo del maxilar y la posición de los dientes, lo que a su vez afecta a la función masticatoria, deglutoria y postural. Sin embargo, al respirar por la boca el paladar crece profundo y estrecho, para dejar más espacio de aire, ocupando el espacio de los senos, que no se desarrollan por falta de uso. El paladar alto y estrecho (paladar ojival) provoca *malposiciones* dentales y un crecimiento desproporcionado de los maxilares. Esta alteración en la deglución se llama deglución atípica, es decir, se produce un movimiento inadecuado con la lengua y las otras estructuras de la boca que participan en la acción.

La lengua es un músculo que tiene su inserción en un hueso móvil del cuello, donde también se insertan otros músculos, de manera que una alteración en el constante movimiento de la lengua altera también los movimientos de la musculatura del cuello y con ello las vértebras cervicales. Aunque pueda parecer una alteración casi imperceptible, deglutimos entre seiscientas y mil veces al día, por lo que su efecto a largo plazo es significativo.

Con la respiración oral existe una entrada de aire constante en la boca que produce sequedad en las encías y genera gingivitis, lo que aumenta el riesgo de periodontitis, y su consecuente pérdida de dientes. La saliva también es responsable de mantener el pH de la boca favorable,

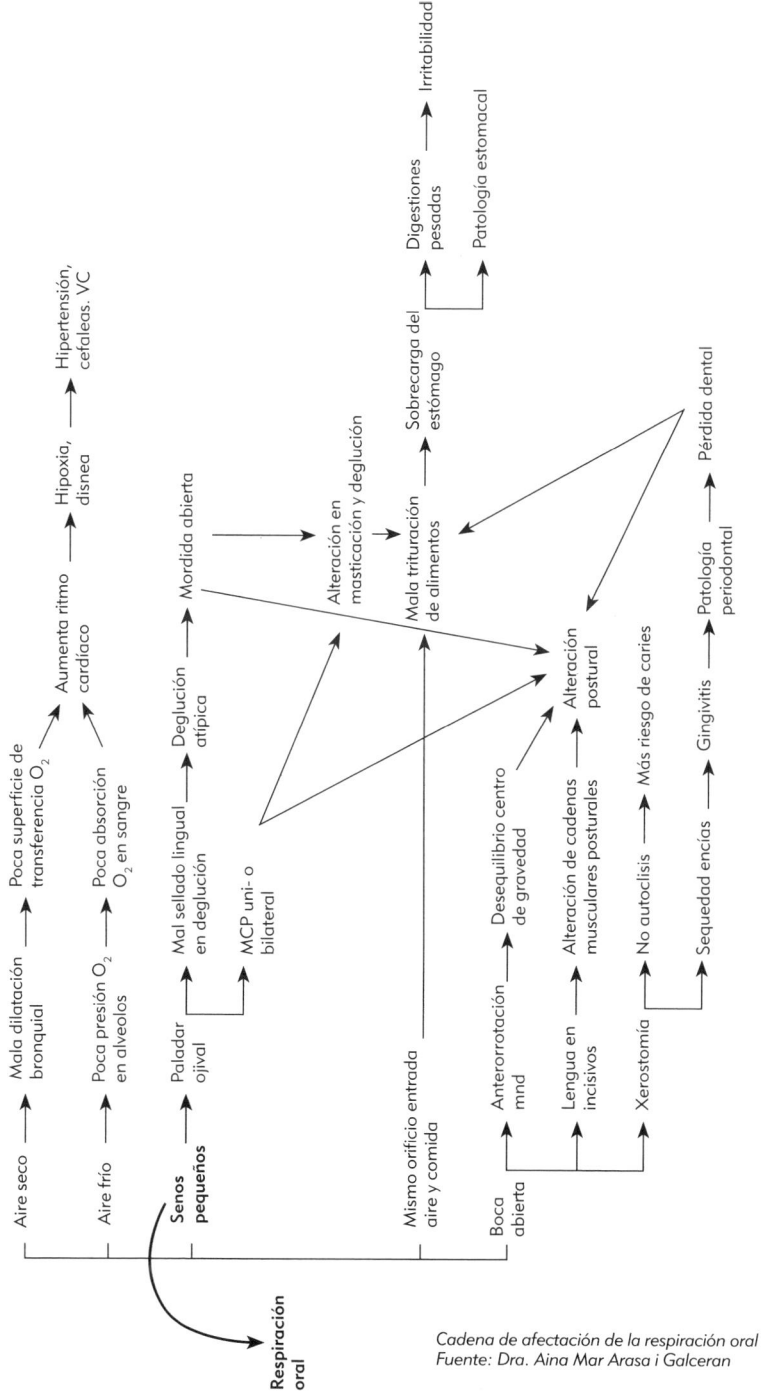

Cadena de afectación de la respiración oral
Fuente: Dra. Aina Mar Arasa i Galceran

evita enfermedades eliminando sustratos perjudiciales para la salud, nutre las bacterias bucales beneficiosas para nuestro organismo y tiene una función antiinflamatoria. Con la respiración oral y su consecuente xerostomía estas funciones se ven alteradas, y uno de sus efectos es que las personas que respiran por la boca tienen más tendencia a resfriarse.

Respirar es un acto involuntario al que se presta poca atención, pero respirar por la boca o por la nariz tiene efectos muy diferentes en el organismo. Nuestro cuerpo está preparado para respirar por la nariz y juega un papel fundamental durante el desarrollo, por esto es muy importante controlar la respiración de los niños a medida que crecen. Es recomendable estimular la respiración nasal desde pequeños, ya sea cerrándoles suavemente los labios mientras duermen o mediante ejercicios de respiración nasal que estimulen el crecimiento de los senos. En adultos también se puede mejorar mediante la respiración forzada —exclusivamente nasal—, y la mejoría variará según la actividad física de la persona, su dieta y su edad, de manera que cuanto peor estado sistémico, más tiempo necesitará para dilatar los senos y permitir la correcta respiración.

La boca tiene influencia tanto directa como indirecta en otras alteraciones, y por eso es muy importante cuidarla. *La salud comienza en tu boca* difunde la influencia de la cavidad oral sobre el resto del cuerpo y explica cómo mantener una boca sana evitando que sea el causante o agravante de otras alteraciones del organismo.

Además, con este libro se amplía la bibliografía —relacionada con la odontología— escrita por mujeres, cuya primera autora fue Manuela Aniorte i Paredes de Sales con *El arte del dentista* (1873), y aunque esta obra no reemplaza al odontólogo, ayuda a mejorar la salud individual y con ello la calidad de vida de cada lector.

DRA. AINA MAR ARASA I GALCERAN
Odontóloga, odontopediatra y ortodoncista,
Máster en Terapia Neural y
Odontología Neurofocal,
profesora del GSHB
http://cuidarlaboca.wordpress.com

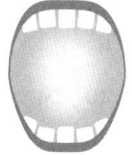

LA BOCA COMO ESPEJO DE LA SALUD

«**A**bra la boca, vamos a ver cómo está usted de salud». Sí, has leído bien. La boca es la puerta de entrada a tu cuerpo. Y no solo eso, es un espejo de tu salud. La boca nos dice cómo estás. Tal como lo hace la piel, dado que también en la piel puede verse tu estado de salud.

El médico además sabe que en la boca hay mucho más que ver que solo una hilera de dientes. En el pasado, el médico solía examinar la boca de forma estándar, para ver cómo se encontraban las membranas mucosas, las amígdalas de la garganta y la lengua. En efecto, estos órganos pueden indicarnos muchas cosas. ¿Te has dado cuenta alguna vez de que tus encías son más sensibles cuando tienes gripe o estás resfriado? Las membranas mucosas pueden estar más rojizas, las amígdalas se hinchan y la lengua puede verse distinta cuando no te encuentras bien. Por ejemplo, en caso de tener las defensas bajas, a menudo puede apreciarse un sedimento blanquecino en la lengua.

Una boca saludable es importante para gozar de buena salud

La boca no es solamente un espejo de nuestro estado general: una boca saludable es también de suma importancia para gozar de buena salud. Hay una clara relación entre la boca y la salud en general.

¿Has padecido alguna vez inflamaciones bucales? Posiblemente sí. Aunque quizás ni te has dado cuenta de ello, pero eso es otra historia. Bueno, partamos de la base de que la boca nunca está completamente libre de inflamaciones. Siempre hay alguna inflamación en algún lugar. Ello no tiene por qué representar un gran trastorno. Sin embargo, cuando esta inflamación se convierte en crónica, sí que puede llegar a ser un problema. Esto significa que la inflamación hace ya tiempo que está presente en la boca. Las inflamaciones crónicas aumentan la posibilidad de desarrollar muchas enfermedades ligadas al estilo de vida. Existe una clara relación entre inflamaciones crónicas de las encías y las enfermedades cardiovasculares, la diabetes tipo 2, las enfermedades autoinmunes como la diabetes tipo 1 y el reumatismo, y también la depresión. El riesgo de padecer este tipo de afecciones relacionadas con el estilo de vida es mayor cuando hay inflamaciones bucales, si bien no es la única relación entre la boca y la salud en general.

Y a la inversa, también es posible que en tu boca sea visible que tienes una de esas enfermedades que ya he mencionado. Por ejemplo, las encías pueden sangrar más rápidamente y tener una apariencia algo extraña.

¿Cuál es la importancia de una dentadura sana y fuerte?

La boca contiene los dientes (los elementos de la dentadura) y estos son, en parte, responsables de:

- La digestión. En la boca comienza la digestión. Su propósito es proporcionar la energía y los elementos de nutrición básicos que necesitamos. Durante la masticación y la trituración, la comida se descompone en partículas muy pequeñas. Además, se produce saliva que ayuda a formar una papilla a partir de los alimentos. Después, esta papilla se continúa digiriendo aún más, y así puede llegar a las células a través del torrente sanguíneo.
- La forma de tu rostro. Una mandíbula ancha le da una forma diferente a la cara que una mandíbula estrecha. Antiguamente nuestra mandíbula era lo suficientemente grande para albergar las muelas del juicio, pero actualmente estas nos causan cada vez más problemas ya que nuestra mandíbula se ha vuelto demasiado pequeña. El cuerpo se adapta muy lentamente a este cambio, por lo que el 35 % de la población ya no tiene muelas del juicio. Debido a la evolución, este porcentaje será cada vez mayor, y es muy posible que las generaciones futuras ya no las tengan.
- Junto con la lengua, la dentadura juega un papel muy especial en nuestra habla. Pregúntale alguna vez a alguien con dentadura postiza si quiere sacársela un

momentito. ¿Puedes entender aún lo que está diciendo?

- Aparte de lo ya indicado, la boca tiene una labor esencial en el sistema inmunitario. Las membranas mucosas son nuestra primera línea de defensa y desempeñan una función de barrera para mantener las sustancias nocivas fuera del cuerpo. Además, la mucosa (las membranas mucosas) produce proteínas bacterianas para la defensa contra sustancias nocivas. En tu boca conviven bacterias beneficiosas y bacterias perjudiciales. Si existe un buen equilibrio, estas últimas no tienen ninguna posibilidad de ocasionar problemas. Por otro lado, las sustancias producidas por la mucosa se encargan también de que las especies patógenas no puedan adherirse a ella. De este modo no pueden ocasionar ningún daño.

- Una dentadura bien cuidada causa una buena impresión. Una primera impresión solo puede darse una vez, y los primeros diez segundos son decisivos para esto. Las investigaciones indican que primero prestamos atención a la sonrisa, y por supuesto, a los ojos.

Los científicos acerca de la salud bucal

Weston A. Price (1870-1948) fue un dentista canadiense que se estableció en el estado de Ohio (Estados Unidos). Observó cómo las dentaduras de sus pacientes iban deteriorándose, y le llamó la atención que eso ocurría junto con una gran cantidad de otros problemas de salud. Por

CURIOSIDADES SOBRE LA DENTADURA

- El color de tus dientes viene determinado por la dentina. Cuanto más amarilla sea, más amarilla se verá tu dentadura.
- El esmalte dental es el material más duro del cuerpo.
- En el Japón de la Edad Media, los dientes blancos no eran considerados bonitos.
- La nutrición contribuye de forma muy importante (quizás la más importante) a la salud de tu dentadura.
- Los niños sonríen, de promedio, unas cuatrocientas veces al día, mientras que los adultos solo unas quince veces.

ejemplo, constató que, a menudo, algunas personas con una mala dentadura también padecían problemas psicológicos y otras enfermedades, algo que sucedía con menor frecuencia en personas con una dentadura sana. A principios del siglo XX, Price recorrió el mundo durante unos años para investigar la aparición de las enfermedades ligadas al estilo de vida. Entre 1931 y 1936 viajó, junto con su esposa, para descubrir los secretos de una buena salud, principalmente la salud dental. Encontró tribus y comunidades que lucían dentaduras radiantes y personas con estructuras óseas bien formadas. Eran estables emocionalmente y tenían buenas defensas, con una expresión facial poderosa. La atención de Price se concentró principalmente en los dientes, ya que consideraba que eran un buen indicador de la salud en general. Y centró su interés en la alimentación de estos grupos de población.

Cada vez que investigaban a miembros de la misma tribu o raza, descubrieron que estas personas desarrollaban enfermedades tan pronto se relacionaban con la civilización moderna, lo que no sucedía con los que seguían alimentándose de forma tradicional. Con la dieta moderna no solo desarrollaron caries dental, sino que también les afectaron otros trastornos.

«Dejemos de pretender que los cepillos y la pasta dental son más importantes que los cepillos y el betún para zapatos. Es la comida del supermercado lo que nos ha dado dientes de supermercado».

Dr. Earnest Hooton, antropólogo,
y Weston Price A, *Nutrición y degeneración física.*

El doctor neerlandés Remko Kuipers, quien se está especializando en cardiología y farmacia, también ha realizado investigaciones sobre personas que todavía viven según las costumbres tradicionales. Obtuvo su doctorado en 2012 después de casi diez años de investigar los hábitos alimentarios de nuestros antepasados lejanos. Para ello, vivió unos dos años entre tribus africanas de cazadores-recolectores. De este modo, pudo observar de cerca lo que estas tribus comían y también sus costumbres, viendo el efecto que ello tenía en su salud.

Descubrió que las personas que comían de forma primitiva, o sea, principalmente verdura, fruta, pescado, aves, carne, frutos secos y semillas, gozaban de una mejor salud y permanecían sanas hasta una edad más avanzada. Sin embargo, nuestra sociedad y nuestro estilo de vida nos abocan a enfrentarnos a enfermedades crónicas relacionadas con este estilo de vida desde una edad temprana.

Cuando hablé con él en 2014, sentía curiosidad por saber qué había encontrado en las bocas de estas tribus africanas. Constató que quienes comían primitivamente tenían una mejor salud bucal que los que habían tenido contacto con los alimentos modernos. Desarrollaban menos caries y tenían menos inflamaciones de las encías (gingivitis).

Dentro de la odontología, el profesor Van der Velden, entre otros, ha investigado mucho sobre la influencia de la nutrición en la salud bucal. En 2013 publicó un artículo sobre un estudio acerca de la influencia de una dieta sin productos refinados en la salud de las encías. Los productos refinados son básicamente aquellos que provienen de la industria, dado que todos estos alimentos han sido procesados. Pensemos en pan, pasta, galletas, tartas, patatas *chips*, dulces, etc.

En este estudio, se investigó la condición de las encías en personas que seguían una dieta basada en la de los cazadores-recolectores, es decir, básicamente pescado, aves, carne de caza, carne magra, huevos, verduras, frutas y frutos secos. Se les pidió que no se lavaran los dientes por un periodo de cuatro semanas, y que siguieran con la dieta. Descubrieron que después de este tiempo, había aumentado la cantidad de placa dental, pero las encías sangraban menos e incluso había mejorado la situación de estas. Un ejemplo bien claro de la influencia de la nutrición en la salud bucal.

No atacar los síntomas, sino buscar la causa

Desgraciadamente, hablar del estilo de vida no es todavía algo común en la consulta del médico de familia o el dentista. La ciencia actual se enfoca principalmente en atacar la enfermedad por medio de medicamentos, lo que a veces es necesario para sobrevivir. Una cura de antibióticos es importante para combatir una inflamación aguda que pueda ser potencialmente mortal, pero también es aconsejable buscar la causa de esta inflamación. Si has encontrado la causa, es posible prevenir una infección futura. Mi visión es que no solo debemos atacar los síntomas, sino que es mucho más importante abordar la causa. Esto puede ser bastante conflictivo, ya que quizás piensas que ahora mismo lo estás haciendo todo muy bien, y en cambio sería mejor hacer las cosas de otra manera. Además, también se necesita voluntad y coraje para ir en busca de la causa.

¿Qué sabemos en realidad?

¿Realmente sabes lo que es saludable y lo que no lo es? ¿Los árboles no te dejan ver el bosque? O quizás estás ya cansado de toda la información existente acerca de este tema. Puedo decirte que, en un momento dado, yo también estaba completamente saturada. Y, especialmente, por lo que respecta a los «alimentos saludables». Había seguido diferentes cursos, pero continuaba buscando la respuesta definitiva. Cuanto más aprendía, más confuso y poco claro se volvía todo debido a tantas contradicciones. Lo que realmente me ha hecho disfrutar en este viaje en busca de «la verdad», fue (y es) el seguir abierta a nuevas ideas. Finalmente, todo este conocimiento ha contribuido a que, ahora, pueda ver el tema de la salud con una cierta perspectiva. Para mí, como profesional, el asesoramiento y el tratamiento son un rompecabezas y un trabajo que se hace a medida.

La base para la ciencia moderna se cimentó en el siglo XVII. Entre los científicos había una creciente percepción de que las observaciones, combinadas con la experimentación, eran la clave para el conocimiento. La ciencia moderna comienza con la formulación de una teoría o una hipótesis sobre la realidad.

Una teoría está basada en distintos experimentos, y después se prueba su veracidad de diferentes maneras. Cuanto mejores son los resultados de las predicciones, más fiable se vuelve la teoría. De este modo, a veces pasan años antes de que una teoría sea finalmente refutada. Repetir investigaciones con diferentes métodos es la forma de avanzar en la ciencia, puesto que cuantas más evidencias existan de una teoría, más posibilidades tendrá de ser confirmada. Por ejemplo, esto también puede aplicarse a las grasas. La teoría de que todas las grasas son malas ha cambiado con el paso de los años.

Desafortunadamente, también es cierto que en la ciencia se pueden extraer conclusiones contradictorias de diferentes estudios referentes a la misma cuestión. Y es posible que en un determinado estudio se llegue a una conclusión distinta, de aquella a la que han llegado los propios investigadores. Otro problema con el que nos encontramos es que a menudo el alcance de las investigaciones es demasiado reducido, al contar con la participación de pocas personas, o que una conclusión en un estudio realizado en ratones se traslade directamente a seres humanos.

Por cierto, ¿sabes que se está haciendo mucho en el campo de la salud, sin que existan pruebas científicas sólidas? Para algunas vacunas infantiles no se han realizado experimentos, y algunos de los consejos del Centro de Nutrición («Comer según el disco de los cinco»)* no han sido correctamente probados. Incluso las aseguradoras deben realizar todavía estudios sobre el beneficio del cuidado bucal preventivo para evitar las caries y la periodontitis, mientras que todo el mundo sabe que la limpieza dental reduce los problemas en la boca. Una dificultad con la que se encuentra la ciencia es que las investigaciones científicas de larga duración son extremadamente

---

* 'Eet volgens de Schijf van Vijf' son directrices para una dieta saludable establecidas por el Centro de Nutrición neerlandés.

caras. Las grandes empresas poseen fondos para financiar estas investigaciones. Así, los investigadores que tienen una relación con la industria son generalmente más positivos acerca de un determinado producto.

El primer punto de partida en la ciencia es que nada puede probarse. Como mucho puedes refutarlo. Por ello, podemos llegar a la conclusión de que lo único que sabemos sobre la ciencia es que lo que hoy se admite como una verdad puede ser invalidado mañana. Así que solo hay una cosa segura, y es que nada es verdad. Una noción que tiene cierta belleza. Si observamos enfermedades relacionadas con el estilo de vida como la periodontitis, sabemos que no existe ninguna teoría simple. Hay una enorme cantidad de factores que desempeñan un rol significativo, y no podemos culpar solo a uno de ellos. ¿Es la higiene bucal lo que hace que desarrolles caries y problemas en las encías, o es que tomas demasiados dulces? Quizás últimamente tienes problemas de estrés. Así pues, múltiples factores juegan su papel, y es importante tenerlos todos en cuenta.

Las fuentes consultadas para documentar este libro pueden encontrarse en: www.oergezondemond.nl/referentiesgezond-begint-in-je-mond.

PRIMERA PARTE

POR QUÉ TU BOCA ES UN ÓRGANO QUE MERECE SER QUERIDO

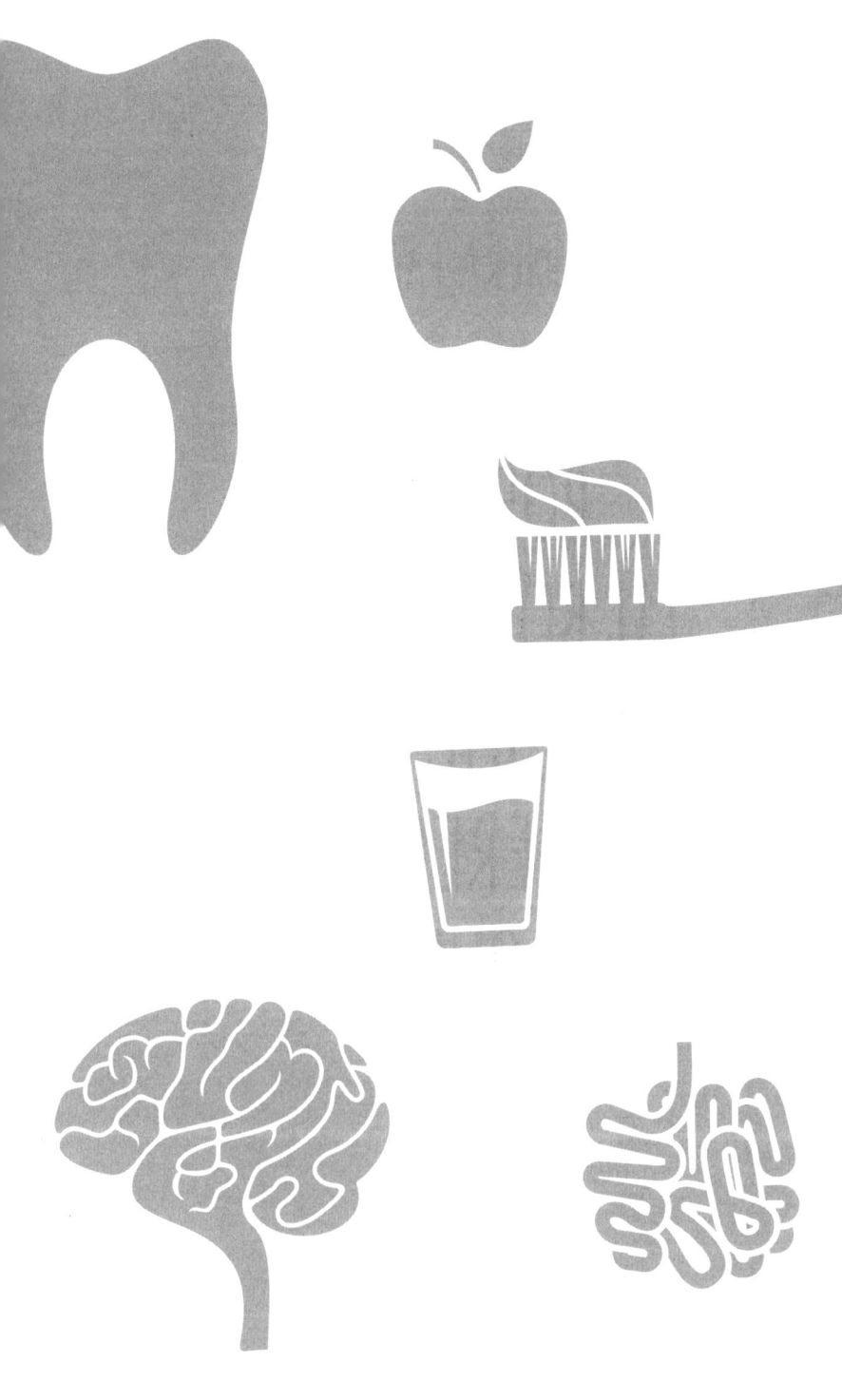

LA RELACIÓN ENTRE LA BOCA Y LOS INTESTINOS

L a importancia que tiene una boca saludable para el cuerpo no me quedó realmente clara durante mis estudios de higiene bucodental. Aprendí a mirar básicamente la boca y no a la persona poseedora de esa boca. Quieres conservar tu dentadura, ¿verdad? Esta era la motivación que se usaba para convencer a un paciente de que debía cuidarla. También era importante que, aparte del cuidado diario, un higienista dental tratara tus encías. Pero ahora, unos cuantos años más tarde, me he dado cuenta de que cepillarse dos veces al día y usar palillos (de madera o elásticos) o cepillos interdentales no son lo único necesario para conservar tu dentadura. Y que todavía hay otra razón completamente diferente para conservarla y mantenerla.

Las mucosas bucales tienen, al igual que la piel y los intestinos, una función importante. Son las barreras de tu cuerpo y son necesarias para mantenerte saludable. Las mucosas bucales están formadas de una capa de células epiteliales. Esta capa puede tener tres funciones distintas. En primer lugar, ofrece protección contra intrusos externos, como daños y deterioros producidos por sustancias químicas y deshidratación. Otra función del epitelio es la de transporte transcelular. Las sustancias ambientales son absorbidas por la mucosa oral, la piel y los intestinos. En la boca, por ejemplo, los carbohidratos pueden atravesar la membrana mucosa para proporcionarnos rápidamente energía. A través de la piel no las absorbemos tan fácilmente como sucede con la boca o los intestinos. Estos últimos son el lugar más importante para la absorción de sustancias. Ello también conlleva una serie de inconvenientes, de los que hablaremos más adelante. La función última de las células epiteliales es producir mucosidad y líquido acuoso. Las más conocidas son las glándulas salivales, que excretan diariamente gran cantidad de humedad en la cavidad bucal.

La membrana mucosa consta de distintas capas de células. La capa más exterior y más superficial, o sea, la que es visible, tiene una función de desgaste. En otras palabras, esta capa se desgasta con todo lo que haces con tu boca y con toda la comida que en ella introduces. Esta capa se renueva constantemente.

La función más importante de las mucosas bucales es proteger contra el deterioro. Agentes patógenos como virus, bacterias, hongos, parásitos y toxinas, pueden entrar en el cuerpo a través de las membranas mucosas y producir algún tipo de enfermedad o daño. El cuerpo tiene dos mecanismos de defensa que colaboran para atacar y eliminar estos agentes perjudiciales. El primero está formado por los intestinos, los pulmones, la piel, las membranas mucosas y todas las aberturas corporales. Están hechos de forma que en el cuerpo entren la menor cantidad posible de microorganismos que pudieran ser peligrosos, y determinan qué puede ser transportado por el flujo sanguíneo hacia todos los órganos. En estas barreras hay también muchas bacterias beneficiosas que ayudan a mantener la salud. Además de bacterias beneficiosas, nuestra flora contiene también agentes patógenos, es decir, bacterias nocivas. La placa dental, esa capa amarillenta que puedes ver en tus dientes cuando sonríes ante un espejo después de haber comido, está formada de bacterias en aproximadamente un 80 %. También contiene restos de alimentos y sustancias salivares. Si en tu dentadura o en tu lengua hay mucha placa dental, por lo que tu boca contiene muchos agentes patógenos, entonces estas bacterias nocivas pueden llegar a enfermarte, por medio de la excreción de toxinas.

El segundo mecanismo de defensa está formado por el sistema inmunitario, que nos protege contra las sustancias nocivas iniciando una reacción de inflamación, lo que hará que sangren las encías. Por ejemplo, estás cortando una manzana en la cocina y alguien reclama tu atención desde el comedor. ¡Au! Te has hecho un buen corte en el dedo. Este empieza a sangrar, los bordes del corte se vuelven más calientes y enrojecen. El tejido a su alrededor también se hincha, y realmente te duele mucho. Puede que no lo creas, pero la reacción inflamatoria que ahora está sucediendo es realmente necesaria para que la herida se cure. El objetivo es influir en la función de las células inmunitarias, los vasos sanguíneos y las moléculas señalizadoras de modo que el tejido dañado pueda recuperarse. Además también es necesario atacar a los invasores extraños, o toxinas. La respuesta inflamatoria es sumamente complicada, pero no necesariamente mala. En este proceso se encuentran involucrados numerosos tipos de células y cientos de distintas moléculas señalizadoras. Estas se comunican utilizando toda una serie de medios muy complejos.

Al igual que cuando te cortas el dedo, inmediatamente después de haber sido picado por un insecto, comienza una reacción inflamatoria. El área de la herida se vuelve rojiza, caliente y dolorosa. Ello es inflamación en acción. Una inflamación no es solo la consecuencia de una herida, sino que también se produce en caso de contusiones, quemaduras o productos químicos, y puede ser causada igualmente por agentes patógenos. Este proceso se inicia en la boca después de producirse una infección. Una inflamación es realmente la alarma que pone en marcha nuestras defensas. Cuando existe una inflamación en la boca ocurre exactamente lo mismo que cuando se da en otras partes del cuerpo. El sangrado de las encías se denomina también gingivitis (enfermedad periodontal), utilizando una bonita palabra del argot médico. *Gingivitis* significa 'inflamación (*-itis*) de las encías (*gingiva*)'. Así pues, en este caso, la inflamación y el sangrado de las encías son una reacción de protección del cuerpo. Desafortunadamente, ello conlleva siempre daños a las encías. Si la inflamación es de corta duración, las encías se recuperan con bastante rapidez. Pero si la inflamación persiste durante un largo periodo de tiempo, entonces también se dañan los tejidos circundantes como el hueso de la mandíbula y aparecen las llamadas «bolsas» periodontales, es decir, un espacio entre el diente y la encía. Este proceso puede continuar hasta que, a la larga, los dientes se suelten y se desprendan de la boca.

De aguda a crónica

Una inflamación puede ser aguda o crónica. Una respuesta inflamatoria es el resultado directo de una reacción a un estímulo que se considera peligroso. Es un proceso a corto plazo que puede durar desde algunos minutos hasta varias horas, y cesa cuando el peligro ha pasado. Pensemos, por ejemplo, en un absceso dental, la inflamación aguda de la punta de la raíz de un diente. En el momento en el que se ha limpiado el conducto radicular, la inflamación desaparece. Una inflamación aguda se reconoce por estos cinco síntomas: dolor, enrojecimiento, hinchazón, calor y pérdida de la función.

¿Has visto alguna vez alguna encía inflamada? Si las encías están considerablemente inflamadas, se volverán rojizas, se hincharán y dolerán al cepillarse los dientes. O sea, si te cepillas de la manera correcta, ya que el cepillo debe tocar las encías durante el cepillado. En la consulta, escucho muy a menudo: «Mis encías no sangran y no me duelen». Esperas entonces que la boca esté completamente sana. A menudo, en el momento en que la persona abre la boca y miro con atención esa masa rosa-roja, sé lo suficiente. Que tus encías no sangren no implica que estén sanas. Quizás sea una comparación un tanto fuerte, pero antes de que alguien sufra un infarto, no tiene por qué haber síntomas graves, a pesar de que algo está mal.

Volvamos a la inflamación. El propósito de una inflamación es solucionar el problema (la infección) con rapidez y restaurar el tejido. Las características de una inflamación tienen todas ellas un cometido. El dolor informa de que ahí hay un problema. La hinchazón facilita un mejor flujo de sangre, de modo que más sustancias puedan llegar a la herida para curarla. La pérdida de una actividad determinada, como la capacidad de morder, es necesaria para evitar aún más daño al tejido.

Una inflamación tiene, en una situación normal, una duración de siete a nueve días. Si se trata de un virus fastidioso, no es extraño estar enfermo toda una semana. Y para nadie es agradable quedarse una semana en cama. De todos modos, una vez que el problema se ha resuelto, la respuesta inflamatoria se detiene y el sistema inmunitario vuelve a la normalidad. Sin embargo, existen diferentes factores por los que una inflamación puede no concluir con éxito. Estar enfermo una semana se convierte en dos o incluso tres semanas y después de ese tiempo tampoco acabas de encontrarte totalmente en forma.

Los factores del estilo de vida que juegan aquí un papel son la nutrición, el ejercicio y también las condiciones psicosociales y ambientales. Así que tú mismo tienes también una cierta influencia en el proceso de la enfermedad o en la curación de heridas. Si tu alimentación no es óptima, si haces demasiado o demasiado poco ejercicio, o si experimentas mucho estrés, existe una gran probabilidad de que la inflamación no se cure correctamente. La consecuencia es que se convierta en una inflamación crónica de bajo grado (*Low Grade Inflammation —LGI—* en inglés). Este tipo de inflamaciones no tienen una función en sí mismas y dañan las células cercanas, lo que finalmente conduce a trastornos metabólicos (entre otros la resistencia a la insulina). Los trastornos metabólicos conciernen, por ejemplo, a la presión arterial, la glucosa en sangre o el colesterol. Si estos valores se alteran durante mucho tiempo, puede presentarse un síndrome metabólico, un factor de riesgo para, por ejemplo, la arterioesclerosis y la diabetes tipo 1.

En una inflamación de este tipo, el sistema inmunitario está constantemente activo y las sustancias excretadas durante esta fase están relacionadas con las enfermedades del estilo de vida. Así por ejemplo, en caso de periodontitis (inflamación de los tejidos alrededor de los dientes), el riesgo de sufrir un ataque cardíaco es un 19 % más alto de lo normal. Otra enfermedad del estilo de vida que se relaciona con la periodontitis es la diabetes tipo 2. Esto también tiene que ver con el sistema inmunitario. En caso de una diabetes no controlada o mal ajustada, el sistema inmunitario falla, por lo que los pacientes son más sensibles a padecer enfermedades infecciosas, y por lo tanto, también periodontitis. Por cierto, las personas sanas con periodontitis tienen también niveles elevados de inflamación (de bajo grado) en la sangre y un mayor riesgo de resistencia a la insulina. Y eso, a su vez, aumenta el riesgo de diabetes. Otro peligro de una inflamación crónica bucal es la posibilidad de desarrollar una enfermedad autoinmune. Bien conocidas son el reuma y la fibromialgia (reumatismo de tejidos blandos), aunque también la enfermedad de Hashimoto, también llamada hipotiroidismo, es una dolencia autoinmune. Estas enfermedades se sufren cuando el sistema inmunitario comete un error y comienza a atacar a sus propias células. La posibilidad de un error de este tipo aumenta cuando el sistema inmunitario se encuentra activo durante un largo periodo de tiempo. Entonces, el cuerpo no solo atacará las sustancias dañinas, sino que también destruirá las propias células del organismo.

De hecho, en el caso de todas las enfermedades del estilo de vida, el sistema inmunitario se encuentra activo, sin que se den las características claras de una inflamación aguda. Por ello, no nos damos cuenta con rapidez de que algo sucede, aunque la inflamación puede medirse en la sangre. En una analítica se examina el llamado marcador inflamatorio de proteína C reactiva de alta sensibilidad (PCR). La PCR es una proteína que produce el hígado cuando existe un alto nivel de interleucinas (IL-6). Se trata de pequeñas sustancias del sistema inmunitario que se comunican entre sí. Se activan cuando hay una inflamación. Este marcador inflamatorio puede detectarse en la sangre en caso de enfermedades cardiovasculares, diabetes y también depresión y periodontitis.

PROBLEMAS DEBIDOS A INFLAMACIONES

Los siguientes problemas pueden producirse debido a inflamaciones bucales:

- Dientes y molares que se sueltan, por lo que finalmente pueden caer o tienen que retirarse.
- Desplazamiento de dientes y molares, lo que puede comportar problemas para comer.
- Retracción de las encías, que resulta en cuellos dentales expuestos y dientes y molares sensibles.
- Disminución de la función de barrera de las membranas mucosas. El sistema inmunitario estará constantemente activo, creando una inflamación crónica.
- Un mayor riesgo de complicaciones durante el embarazo, incluido un bajo peso del bebé al nacer y una posible preeclampsia (intoxicación).
- Una mayor posibilidad de padecer afecciones del estilo de vida, como las enfermedades cardiovasculares, las enfermedades autoinmunes (incluido el reumatismo), la depresión y las enfermedades respiratorias e incluso el alzhéimer, que están vinculadas a la periodontitis.

¿Causa o efecto?

Si podemos descubrir la causa de una inflamación, entonces también podemos abordar la raíz del problema. ¿Se encuentra la causa en la boca, a consecuencia de una periodontitis no tratada, o empieza con enfermedades cardiovasculares o diabetes? Por lo que a mí respecta, la respuesta a esta pregunta no es realmente importante. Está muy bien saber si existe una relación. Pero en realidad da lo mismo si «la gallina es antes que el huevo». Más importante es saber qué factores del estilo de vida se encuentran en la base de las enfermedades. Evidentemente, un estilo de vida saludable disminuye el riesgo de padecer este tipo de enfermedades. De este modo, el nivel de inflamación en el cuerpo permanece lo más bajo posible. ¡Así pues, esfuérzate y vive de forma saludable, sin olvidar el cuidado de tu dentadura!

Estilo de vida e inflamaciones crónicas

Una de las causas principales de los problemas bucales, incluyendo el sangrado de las encías, las úlceras en la boca y la mucositis (inflamación de las membranas mucosas), se debe a un sistema inmunitario deficiente. Existen muchos factores relacionados con el estilo de vida que mantienen, agravan o desencadenan las inflamaciones crónicas. El estrés influye directamente en el sistema inmunitario, por lo que el estrés crónico conduce finalmente a inflamaciones, alergias y enfermedades autoinmunes.

Y naturalmente, fumar no es muy bueno para la salud y causa un estado de inflamación crónico. La única ventaja de fumar es que, probablemente, las encías sangran poco. Fumar enmascara el proceso, ya que los vasos sanguíneos se contraen y las encías sangran con menos facilidad.

La relación entre estrés y tabaco tiene su miga. Para muchas personas, fumar tiene un efecto relajante, mientras que es un gran factor de estrés para el cuerpo. Para algunos fumadores, dejar de fumar puede resultar aún más estresante que el hecho mismo de fumar, pero finalmente repercutirá en mejorar la salud.

Otro desencadenante conocido de inflamaciones crónicas es una dieta incompleta y poco variada. Una nutrición inadecuada y monótona puede provocar deficiencias, y lo mismo ocurre con comidas altas en calorías, si es que comemos demasiado.

Todos los alimentos que ingerimos proporcionan una ligera reacción inflamatoria. Cuantas más calorías contenga una comida, mayor será la reacción. ¿Has tenido alguna vez un bajón de energía después de un suculento ágape? Esto se debe, en parte, a la reacción del sistema inmunitario después de una comida abundante. Además, los alimentos tienen que ser digeridos y ello demanda energía. El cuerpo está todo el día ocupado repartiendo energía entre todos los órganos y los procesos que en él tienen lugar. Si se ha comido mucho, la digestión necesitará más energía. En ese momento hay menos energía disponible para otros procesos, lo que puede producir cansancio después de haber comido. También el número de comidas diarias puede tener consecuencias poco deseadas. Más comidas al día representa más actividad inflamatoria. Y, en el caso de alimentos fritos o al horno, la reacción inflamatoria es de más larga duración que en los alimentos cocinados hervidos.

Por cierto, ¿sabes si reaccionas bien a toda la comida que te llevas a la boca? En todo caso, un viejo refrán dice: «No nutre lo que se come, sino lo que se digiere». Los alimentos que no digieres bien también producen una reacción inflamatoria más prolongada. Por ello, tiene mucho sentido averiguar si tenemos intolerancia a algo. Seguimos con las causas de las inflamaciones relacionadas con los alimentos: muy pocos ácidos grasos omega-3, demasiado consumo de azúcar y una escasez de fibra están todos relacionados con las inflamaciones de bajo grado.

Como has podido leer anteriormente, una mala dentadura también puede producir inflamaciones crónicas. Así, el nivel inflamatorio en caso de periodontitis es elevado. Hay muchas señales que nos indican que las bacterias orales no solo desempeñan un papel importante en la boca, sino que también pueden afectar a otras partes del organismo. Las bacterias producen grasas, y recientes investigaciones nos muestran que estas grasas terminan en el cuerpo, causando problemas. Los ácidos grasos encontrados en la placa de las venas parecen proceder de bacterias orales llamadas bacteroidetes. También las encontramos en problemas de encías y periodontitis. Los ácidos grasos producidos por ellas acaban en el torrente sanguíneo. El sistema inmunitario de la pared vascular no los reconoce, dado que son ajenos al cuerpo, de modo que responde con una reacción inflamatoria.

Tu salud se encuentra en tus intestinos

«Toda enfermedad comienza en el intestino», según Hipócrates. ¿Habías oído alguna vez esta cita? Esta afirmación no es del todo correcta. Ahora sabemos que también existen enfermedades de origen genético, y otras como la gingivitis y la periodontitis, que generalmente comienzan en la boca. ¿O Hipócrates quería decir: «Toda enfermedad comienza en el tubo digestivo, desde la boca hasta los intestinos»?

Si bien hay indicios de que muchas enfermedades crónicas comienzan en los intestinos, también hemos visto que existe una asociación muy fuerte con la gingivitis o inflamación de las encías. Se estima que alrededor de un 70 % del sistema inmunitario se encuentra en los intestinos. Ello se debe a los miles de millones de bacterias que ahí viven. Sabemos que el número de bacterias y la composición de nuestra flora intestinal es de gran valor para nuestra salud, tanto física como mental. No obstante, no subestimemos la boca, dado que se encuentra al inicio de este trayecto.

Los intestinos forman una barrera física entre el mundo interior y el exterior. Las paredes intestinales funcionan como barreras impermeables que determinan lo que puede ir a parar al torrente sanguíneo y lo que no. Las pequeñas aberturas en la pared intestinal, llamadas uniones ocluyentes (*zonula occludens*), dejan pasar agua y nutrientes a través de ellas, pero bloquean el paso de sustancias perniciosas. Si esta barrera no funciona correctamente, las endotoxinas pueden entrar en el torrente sanguíneo. Se trata de compuestos que se encuentran en la pared celular de las bacterias no deseadas. A veces, estas sustancias pueden filtrarse al torrente sanguíneo desde los intestinos y producir una reacción inmunitaria. En este caso, las cantidades son demasiado pequeñas para dar síntomas claros de una infección, pero lo suficientemente grandes como para causar una inflamación crónica.

La relación entre la boca y los intestinos

¿Qué tiene que ver realmente la boca con los intestinos? Ha quedado claro que unos intestinos saludables son importantes para una buena salud. Esto se debe principalmente al funcionamiento del sistema inmunitario. Consiste en unas barreras físicas como son la piel, la mucosa oral, los intestinos, los pulmones y también fluidos corporales como el líquido lagrimal. Además de estas barreras físicas tenemos todo tipo de células que colaboran juntas. El sistema inmunitario nos protege de patógenos como bacterias, virus, hongos y parásitos. Es uno de los sistemas más sensibles del organismo y se «comunica» con todos los demás sistemas por medio de sustancias como hormonas, neurotransmisores y transmisores inmunitarios. Esta comunicación se produce en todo el cuerpo, ya que las células no permanecen todas juntas en un solo lugar.

La parte del sistema inmunitario responsable de la comunicación entre todos los tejidos también se conoce como sistema inmunitario común de las mucosas (CMIS, por sus siglas en inglés). Está localizado en la boca, el estómago y el tracto intestinal, y consiste en el sistema linfático, que contiene un líquido llamado líquido linfático. En la boca, se denomina «el anillo de Waldeyer». Se encuentra en la parte posterior, justo antes de la entrada del esófago, y consta, entre otros, de las amígdalas, la lengua y el cuello. Allí captura bacterias y otros agentes patógenos, activando el sistema inmunitario, por lo que estas sustancias no tienen ninguna posibilidad de penetrar más profundamente en el cuerpo. En los intestinos tenemos el mismo sistema, las placas de Peyer, justo detrás de la pared intestinal. En la linfa se producen las llamadas inmunoglobulinas, anticuerpos que reaccionan a una sustancia extraña como las endotoxinas. Lo especial del CMIS es que cuando se activa una parte, los anticuerpos son producidos también en otros puntos de este sistema. Pensemos en una reacción alérgica en la que los síntomas no se limitan solo al área en la que la sustancia ha entrado en contacto con el cuerpo. Es por eso por lo que los síntomas de la fiebre del heno, por ejemplo, son tan diversos y pueden variar desde el dolor en los ojos y la formación de mucosa hasta la erupción cutánea.

¿Qué es una barrera permeable?

Cuando se me pregunta si todas las enfermedades se inician en la parte inferior del abdomen, puedo contestar sin ningún tipo de reservas «no», ya que la boca no debe subestimarse. Los intestinos juegan un papel importante cuando se trata de la salud en general, ya que trabajan estrechamente con otros tejidos, órganos y sistemas. Ahora que ya comprendemos que también tendremos que examinar la salud del intestino si queremos tener una boca sana, podemos tratar el fenómeno de la «barrera permeable», un desorden digestivo en el que las bacterias y toxinas pueden atravesar las barreras intestinales. Ello sucede principalmente en los intestinos, pero las membranas mucosas pueden permitir también el paso de sustancias en la boca. Y esto es completamente natural, ya que estas mucosas también pueden absorber nutrientes. Si las encías están inflamadas, como en el caso de la periodontitis, puede ser a causa de una mayor permeabilidad, por lo que ciertos (paro)patógenos pueden penetrar en el torrente sanguíneo, donde podrían causar problemas. Los (paro)patógenos son las bacterias que ocasionan la periodontitis, enfermedad inflamatoria de la boca. Uno bien conocido es el llamado *P. gingivalis*. Parece ser que esta bacteria se encuentra presente en grandes cantidades en casos de alzhéimer y artritis reumatoide. En ratas puede causar síndrome metabólico y el desarrollo, entre otros, de resistencia a la insulina e hígado graso.

A pesar de que en la medicina regular no se presta mucha atención a esta situación, existen muchos estudios científicos que demuestran que una barrera permeable está relacionada con distintos problemas de salud. Para mí esto ha sido un estímulo para profundizar en este tema. La llamada «barrera permeable» sigue siendo un fenómeno misterioso y los profesionales de la medicina están tratando de establecer su causa exacta. En primer lugar, se sugiere que las propias células puedan dañarse. En todo caso, ello es así en las inflamaciones de la boca, pero las membranas también se vuelven más sensibles cuando la mucosa entra en contacto con un alérgeno. Un alérgeno es una sustancia que puede ocasionar reacciones alérgicas, y los síntomas son muy diversos.

Además, hay ciertas sustancias de los alimentos que pueden aumentar la permeabilidad de la barrera. Por ejemplo, la proteína llamada zonulina, que regula la permeabilidad del intestino. El gluten, un componente proteico que se encuentra en algunos cereales, puede estimular la liberación de esta proteína. Si genéticamente eres sensible al gluten, ello aumenta la permeabilidad. Otras proteínas extrañas pueden pasar entonces fácilmente a través de las barreras e iniciar una reacción inflamatoria. Además del gluten, hay otros componentes proteínicos sospechosos de ocasionar una mayor permeabilidad de la barrera corporal.

Resumiendo, una sonrisa sana no solo se consigue cepillándose más cuidadosamente. También deberemos ser conscientes de nuestra dieta, planificar más momentos de relajación y de vez en cuando ir a correr un poco. O lo que yo hago regularmente entre mis actividades laborales: saltar un ratito a la cuerda.

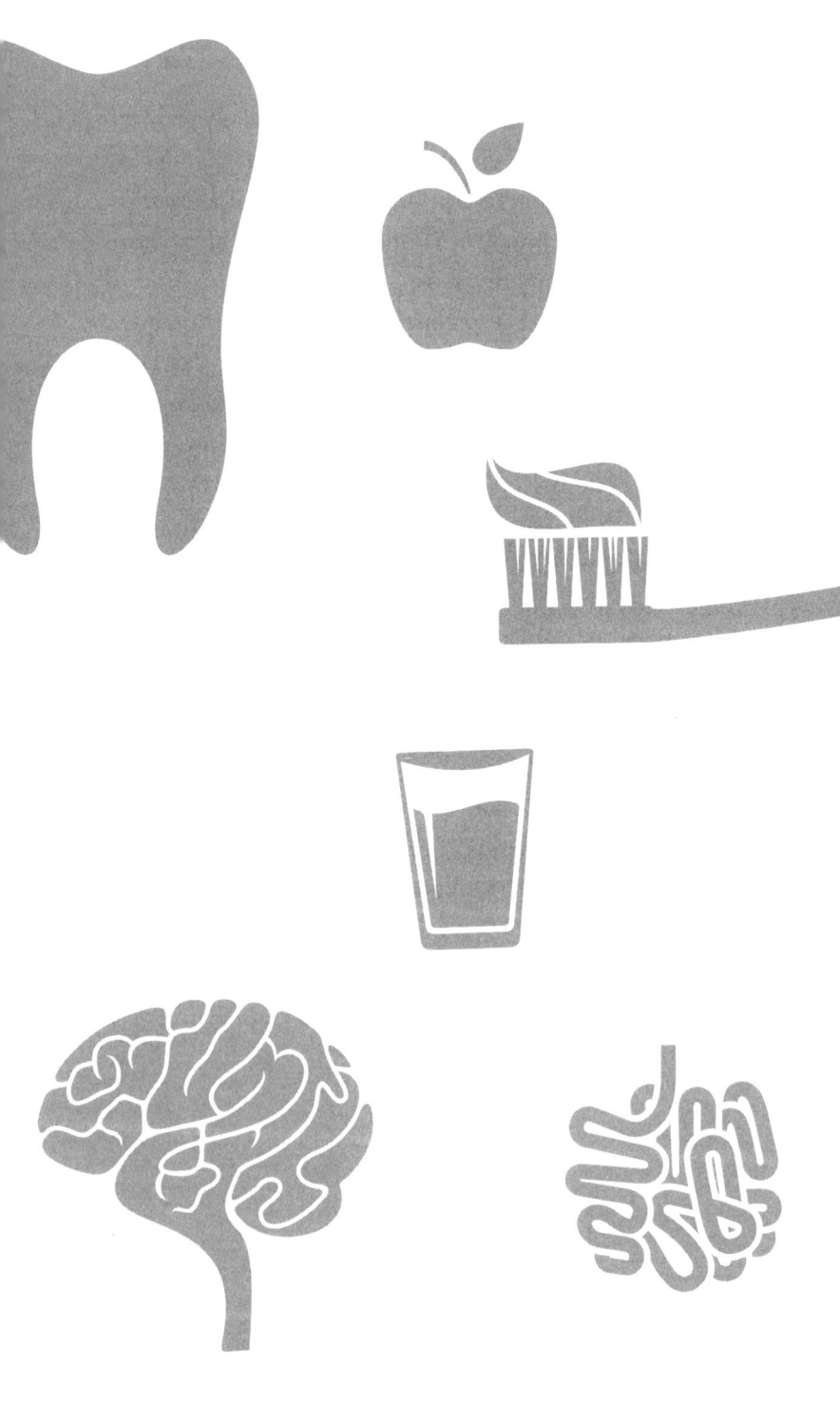

2

RECONOCE UNA BOCA SANA

¿Alguna vez te has mirado bien la boca? ¿Y qué aspecto tenía? Vamos a observar este órgano tan especial un poco más de cerca. La boca se cierra con los labios y las mejillas, que ayudan a que los alimentos permanezcan dentro de la boca y juegan un papel importante en nuestra habla. ¿Sabías por cierto que oficialmente los labios van de la nariz hasta la barbilla? Más o menos, como ocurre con un payaso. ¡La boca consiste en una cavidad bucal que bien podría ser la de Charlie Rivel! La parte roja de los labios se mantiene húmeda gracias a la saliva. El techo de la cavidad bucal es el paladar, con una parte blanda y otra dura: la parte delantera es el paladar duro. Durante la masticación de los alimentos, la lengua empuja la comida contra esta parte para aplastarla. En la parte opuesta se encuentra el fondo de la boca, que está cubierto por la lengua. La lengua se compone principalmente de tejido muscular. Es uno de los músculos más fuertes del cuerpo. En la lengua hay papilas que registran el sabor de la comida que introducimos en la boca. Con ellas podemos percibir lo salado, lo dulce, lo ácido y lo amargo. Se ha sabido, desde hace poco, que parece ser que podemos percibir aún dos sabores más. También podemos saborear *umami** (proteínas) y grasa. La percepción final del sabor no solo depende de las papilas gustativas, puesto que hay varios factores involucrados además de la lengua.

Si miras atentamente tu boca, quizás puedas ver cuatro puntitos. Dos en la parte interna de las mejillas, a la altura de los molares, y dos debajo de la lengua, en la parte inferior. Son las salidas de las glándulas salivales. En el momento en que la comida entra en la boca, las dos glándulas de la mucosa de la mejilla producen una gran cantidad de saliva. Las glándulas situadas debajo de la lengua producen constantemente saliva. Para poder digerir los alimentos necesitamos una boca húmeda con una buena producción salivar, por ello esta aumenta durante una comida. Este no es el único momento en el que «la boca se te hace agua». Cuando pasas en bici por delante de la panadería en la que acaban de hornearse los panes más sabrosos, tu nariz registra ese olor. Con solo el olor de los alimentos, se activa la producción de saliva. En la saliva se encuentra presente una cantidad muy pequeña de amilasa. Se trata de una enzima que es necesaria para digerir los carbohidratos. La saliva que se produce durante una comida, junto con el

---

* La palabra *umami* proviene del idioma japonés y significa 'sabroso'. Se utiliza desde que dicho término fue elegido por el japonés Kikunae Ikeda para referirse a los alimentos cuando tienen un sabor delicioso y pronunciado o intenso. En 2001, el biólogo Charles Zuker de la Universidad de California encontró receptores gustativos específicos del *umami* en la lengua tanto de humanos como de otros animales (N. de la T.).

olor de los alimentos, determina el sabor. Una buena experiencia gustativa se genera al humedecer los alimentos en la boca, pues solo podemos probar las sustancias que se han disuelto en agua. Así que el dicho «se me hace la boca agua» no viene de la nada.

Y eso no es todo, pues la humedad también protege las membranas mucosas y la dentadura. Si tenemos la boca seca y poca saliva, pueden producirse heridas en las membranas mucosas con más facilidad. También se aumenta el riesgo de desgaste dental. Ello es debido a que los tejidos bucales son muy sensibles a los cambios en la acidez. La saliva asegura que el valor de pH (acidez) se mantenga neutro, por lo que los ácidos no afectan a los dientes y las membranas mucosas.

La saliva que se produce durante todo el día es el mecanismo natural de limpieza de la boca. Limpia y enjuaga la cavidad bucal, evitando que los microorganismos puedan adherirse a las mucosas bucales. Por otro lado, la saliva contiene una sustancia (lisozima) responsable de descomponer las bacterias perjudiciales, de manera que se crea un equilibrio entre bacterias buenas y bacterias nocivas. Este equilibrio es necesario para mantener la boca sana.

Así pues, la boca juega un papel importante para la digestión y también para el sistema inmunitario. La boca es una de las puertas de entrada más importantes para sustancias tóxicas y patógenas. Afortunadamente, las células inmunitarias de la saliva pueden unirse a estos microorganismos patógenos e impedir que lleguen a la superficie de los dientes. También hay otra manera de evitar que estas bacterias nocivas puedan sobrevivir. Además de las células inmunitarias, la saliva contiene una serie de enzimas que ayudan a que algunas bacterias se destruyan.

La función principal de la saliva es ser una fuente de alimento para las bacterias buenas de la boca. Yo creo que ese es quizás el papel más importante de la saliva. El mantenimiento de una flora bucal sana es de vital importancia, pues ¿qué haríamos sin bacterias?

Finalmente, una escasez de saliva conduce a todo tipo de síntomas molestos, de los que no tenemos ni idea, si nunca nos hemos encontrado con este problema. En última instancia, ello resulta en dificultad para hablar, tragar y comer, un mal aliento y un desequilibrio entre las bacterias beneficiosas y las nocivas.

Ahora que ya hemos hablado de la saliva en detalle, podemos pasar al resto de la boca. ¿Qué pasa con los dientes y los molares? A la edad de veintiún años, la dentición permanente se ha completado y se compone de ocho incisivos, cuatro caninos, ocho molares pequeños y doce molares grandes.

Tu dentadura consta de dos partes: la raíz y la corona. La raíz es la parte incrustada en el hueso, que está por debajo de la encía, mientras que la corona está por encima. La corona es la parte normalmente visible, y se encuentra recubierta de esmalte. Este es el material más duro del cuerpo, aunque quizás cueste creerlo teniendo en cuenta que cuando vas al dentista, este encuentra regularmente una caries. Debajo del esmalte está la dentina, una estructura parecida al hueso. La dentina también es llamada hueso dental y contiene el nervio.

Sigamos, ¿cómo se mantienen los dientes tan bien sujetos en la boca? La base de una dentadura saludable y fuerte son las encías sanas. Podemos considerar las encías y las mandíbulas como la base de la dentadura. De hecho, sucede lo mismo que en una casa, los cimientos son la base de todo. Así pues, una dentadura fuerte y una bonita hilera de dientes poseen también unas encías sanas. Estas tienen un hermoso color rosado y están bien apretadas alrededor de los dientes. No sangran al cepillarse ni al limpiar los espacios interdentales. Tampoco si comemos algo, así que podemos morder una manzana con toda tranquilidad, sin que las encías sangren.

Cuando miramos al fondo de la boca, vemos algo que cuelga a los lados. Son las amígdalas y forman parte del anillo de Waldeyer (ver la página 46). Este anillo es una parte del tejido linfático y constituye uno de los tejidos más curiosos del cuerpo. El anillo de Waldeyer consta de la garganta, la nariz y las amígdalas, y su función es examinar todo aquello que es desconocido y que quiere entrar en el cuerpo. Si es necesario, lanza un ataque con células inmunitarias especiales, que forman parte del sistema inmunitario. Las amígdalas son, por lo tanto, un importante lugar de entrenamiento para dicho sistema.

Problemas muy comunes en la boca

En la boca pueden surgir fácilmente problemas, dado que está en contacto directo con el mundo exterior. Además es un entorno fantástico para todo tipo de microorganismos, por lo que en ella suceden muchas cosas. El dolor dental es uno de los problemas más comunes y molestos. Puede estar provocado por un pequeño orificio, o caries. La caries es un proceso de desmineralización ocasionado por bacterias que producen ácidos. Estas bacterias aumentan con los azúcares y los alimentos ricos en almidón (carbohidratos); luego excretan ácidos que hacen que disminuya la acidez en la boca. Al esmalte dental y a la dentina no les conviene en absoluto un ambiente ácido, puesto que este disuelve el material de los dientes. Si las bacterias que ocasionan las caries son alimentadas regularmente durante un tiempo prolongado con estas sustancias, se desarrollará una caries.

Cuando una caries no se trata, puede hacerse tan grande que el nervio se infecte, lo que puede ir acompañado por un dolor intenso. También podemos experimentar dolor dental sin tener una caries. Este puede ser ocasionado por una sobrecarga ejercida sobre esta pieza dental, causada por ejemplo por un empaste demasiado alto, pero también por apretar o hacer rechinar los dientes (bruxismo). Tanto el apretar como el rechinar de dientes se da más a menudo cuando experimentamos estrés de forma frecuente. Una gran carga de trabajo, problemas financieros o problemas familiares son, en muchas ocasiones, procesados durante el sueño. Si pasamos las noches preocupados y al día siguiente despertamos con dolor en los dientes o las mandíbulas, ya sabemos lo que está sucediendo. Eso no significa que solo apretemos o rechinemos los dientes mientras dormimos. Algunas personas tienen las mandíbulas tensas durante todo el día.

Encías inflamadas

Además de la caries, otro problema muy común en la boca es el sangrado de las encías. Podemos tener una caries, y si no nos duele, no lo sabremos hasta estar sentados en el sillón del dentista. El sangrado de encías, en cambio, se ve inmediatamente al cepillarnos los dientes. Ello es una característica de las encías inflamadas, que se origina si se presta menos atención a la higiene bucal; entonces la placa dental no se retira y permanece (ver la página 35). La saliva contiene sales, como el calcio, y fosfatos que pueden reaccionar con la placa dental. El sarro se forma al endurecerse o calcificarse la placa. Para completar este proceso hay otro factor importante, a saber, el grado de acidez en la boca. El sarro se forma más rápidamente con un valor de pH alto y la caries, con un valor de pH bajo.

El sarro es áspero, por lo que a él se adhiere muy fácilmente una nueva capa de bacterias. Lo curioso es que las encías no tienen por qué estar inflamadas si hay sarro, siempre y cuando mantengamos el sarro muy limpio, de modo que no quede placa «activa» en él. Esta placa con bacterias «activas» es la causante de la inflamación y el sangrado de las encías. De todas maneras, es preferible no tener sarro en la boca, dado que, como he indicado, al tratarse de un material áspero, hace mucho más fácil que se le adhiera nueva placa. Por último, todo el mundo desarrolla sarro, si bien la cantidad y la rapidez con la que se produce es distinta en cada caso.

Incluso aunque nunca te hayan encontrado sarro, este puede estar presente en algún lugar de la boca. Se encuentra más comúnmente a la altura de las glándulas salivales grandes, en la mandíbula superior, principalmente cerca de los primeros molares, ya que allí está la salida de la glándula salival del oído. En la mandíbula inferior, se ve a menudo en la parte interior de los dientes inferiores, donde se halla la salida de la gran glándula salival que se encuentra debajo de la lengua. Si tenemos mucha placa en los dientes o en la lengua, también tendremos muchos patógenos (bacterias nocivas) en la boca. Se trata de bacterias anaerobias, que no pueden vivir en presencia de oxígeno. Y estas bacterias son capaces de enfermarte, pues producen sustancias tóxicas.

Nuestro sistema inmunitario nos protege contra las enfermedades iniciando una reacción inflamatoria. Así pues, en este caso, una inflamación es una reacción defensiva del organismo. Lástima que esta reacción va acompañada por lesiones en las encías, tal como hemos podido leer en el capítulo anterior. El hueso de la mandíbula puede desaparecer poco a poco debido a la inflamación, y se forman las bolsas periodontales, lo que es distinto a unas encías retraídas (aunque las encías retraídas pueden ser el resultado de inflamación y bolsas periodontales; en estas bolsas, las bacterias patógenas –que generan enfermedades– se encuentran en su salsa, por lo que sigue el proceso de descomposición del hueso, hasta que finalmente los dientes se aflojen o incluso lleguen a caer).

A estas inflamaciones crónicas de las encías y de la mandíbula se las denomina periodontitis, que puede reconocerse por el sangrado de las encías después del cepillado o la limpieza interdental, unas encías rojas, blandas o inflamadas, o inflamaciones en todo el cuerpo. Un mal sabor o el mal aliento también pueden indicar periodontitis.

Dientes sensibles

¿Saboreas plenamente un helado o bebes un vaso de agua helada sin problemas? Entonces, probablemente, no padeces de dientes sensibles. Sin embargo, la dentadura puede volverse más sensible. Cada pieza dental se compone de dentina. La parte que está por encima de la encía está recubierta por una capa dura de esmalte. La parte situada por debajo está protegida por una capa fina de cemento radicular y la encía, en la que se encuentran pequeños canales que van hacia el nervio. Estos canales contienen un fluido que se pone en movimiento por los cambios de temperatura. Este movimiento es el causante de una sensación de dolor. Si las encías retroceden o si el esmalte se vuelve más fino como resultado del desgaste, aumenta el riesgo de sensibilidad dental.

La erosión dental es una forma de desgaste en el que el esmalte se debilita a causa de la acción de ácidos. Este proceso puede iniciarse ya a una edad temprana y el esmalte que se pierde no vuelve a recuperarse. Los ácidos que causan desgaste provienen principalmente de alimentos como zumos de frutas y refrescos. Aunque también hay medicamentos que pueden ocasionarlo. ¿Tomamos suplementos vitamínicos? Sobre todo las pastillas efervescentes y las masticables que se mantienen durante un cierto tiempo en la boca aumentan el riesgo de desgaste del esmalte dental. ¿Estás enferma o embarazada, por lo que vomitas regularmente? El ácido gástrico hace que el esmalte se vuelva más fino, lo que provoca más sensibilidad dental.

Cuando comemos o bebemos algo, el esmalte se disuelve. Cuanto más ácida sea la comida, más esmalte va a disolverse. Afortunadamente, puede recuperarse; solo se necesita algo de tiempo. Cuanto más ácidos sean los alimentos, más tiempo se necesitará. Si se comen y beben muchos productos ácidos y no se cuidan bien los dientes, con el tiempo puede desarrollarse un proceso de desgaste, como se ha descrito anteriormente. Y, efectivamente, lo que bebemos y cómo lo bebemos también juega aquí un papel. Puede ser muy agradable ir tomando sorbitos de vino durante el atardecer. O quizás tenemos la costumbre de mantener un zumo recién exprimido en la boca durante un tiempo. Este tipo de hábitos son los que hacen que el esmalte se desgate más rápidamente. Es bien significativo que cepillarse los dientes en los diez minutos posteriores de haber ingerido fruta no suponga ningún tipo de erosión. Así que podemos comer fruta con toda tranquilidad.

Además de la erosión, existe otra forma de desgaste dental, la abrasión. Esta se debe a un cepillado incorrecto. Nos esforzamos para limpiarnos bien los dientes cada día, y acabamos erosionando el esmalte. Por supuesto, es importante tener los dientes limpios, pero no es necesario cepillarlos seis veces al día. Cepillarse demasiado a menudo, o demasiado enérgicamente con un cepillo demasiado duro, puede ser perjudicial para la dentadura.

No solo una higiene dental incorrecta puede ser la causa del desgaste. La atrición —apretar o hacer rechinar los dientes—, también puede producirlo. El estrés es un conocido causante de estos fenómenos. ¿Cómo es tu nivel de estrés? ¿Vives de forma relajada o te llevas los problemas a la cama apretando y rechinando los dientes? Además de desgaste dental, entonces también tendrás dolores mandibulares.

El rechinar de dientes es una forma de sobrecarga que se asocia con la retracción de encías. Parece que nuestros dientes se alargan, pero eso no es así. Lo que sí sucede es que la superficie de la raíz dental, que normalmente está cubierta por las encías, queda expuesta. Estos cuellos dentales que quedan expuestos es lo que se llama recesiones gingivales. Normalmente, la dentina está cubierta con una fina capa de cemento radicular, pero en ocasiones, se puede eliminar con bastante rapidez y entonces los cuellos de los dientes se vuelven sensibles. Además del rechinar de dientes, la retracción de encías también puede estar ocasionada por una limpieza bucal incorrecta, por ejemplo, si utilizamos un cepillo demasiado duro. ¿Has llevado ortodoncia (*brackets*) en el pasado? Observa bien tu dentadura, tal vez las encías se han retraído en algún lugar. Esto es a causa de la gran fuerza que ha tenido que utilizarse para moverla. Normalmente, las encías se adaptan a la nueva situación, pero en ocasiones la presión sobre ellas ha sido muy fuerte (como con la ortodoncia) y ha causado recesiones.

Halitosis

¿Te atreverías a decirle a alguien que tiene mal aliento? Quizás lo hemos tenido alguna vez y experimentado lo molesto que es, si queremos entablar una conversación. Incluso puede llegarse a un aislamiento social debido a ello. Un mal aliento se conoce bajo el nombre de *foetor ex ore*, o más comúnmente por halitosis. Es un problema muy común, que en un 90 % de los casos proviene de la cavidad oral. El restante 10 % puede tener que ver con una mala digestión, un funcionamiento deficiente del hígado o alguna otra disfunción o enfermedad subyacente. En la mayoría de los casos, el mal aliento está básicamente ocasionado por las bacterias de la parte posterior de la lengua y las bacterias de la placa dental. Estas producen gases en grandes cantidades, como el sulfuro de hidrógeno y el metilmercaptano, que desprenden un olor desagradable. Pero también bacterias en otras partes de la boca pueden producir estos malos olores. Las inflamaciones de las encías y la periodontitis aumentan también el riesgo de tener un aliento «poco fresco». En este caso, las (paro)bacterias son las responsables. También el fumar y ciertos alimentos pueden causar mal aliento, pero esto es algo aceptado en cierta medida por la sociedad. Sin embargo, a mi marido no le gusta para nada cuando huelo a ajo. Eso es algo que tendrá que aceptar, ya que tampoco le digo nada cuando regresa del fútbol después de haberse bebido un par de cervezas. Por otro lado, a pesar de que el olor fuerte de algunos alimentos como las cebollas y la comida picante son muy reconocibles, ello no representa ningún problema.

Supongamos que tenemos sangrado de encías o que están inflamadas, y no tenemos ninguna inflamación en la garganta ni en los senos paranasales. No hemos comido nada con un olor fuerte y tampoco hemos fumado un cigarrillo a escondidas. Sin embargo, nuestro aliento no es agradable. ¿Cómo es posible? Tal vez se deba a la digestión. La digestión tiene solo un objetivo, y es proveernos del combustible y los elementos básicos que necesitamos. Durante la digestión los alimentos se descomponen en partículas muy pequeñas, que llegan a las células a través del torrente sanguíneo, para ser utilizadas. La digestión comienza tan pronto el alimento es aplastado en la cavidad oral para que esté listo para su transporte. Las glándulas salivales secretan saliva con enzimas digestivas para empezar a digerir la comida. Esto, no obstante, solo se aplica a los hidratos de carbono. Las proteínas y las grasas se procesan más abajo del tracto digestivo. Es importante una buena masticación a fin de estimular la producción de saliva y asegurar que la enzima digestiva pueda procesar correctamente los hidratos de carbono. La mucosa oral puede entonces absorber una pequeña parte de estos carbohidratos digeridos.

A través del esófago, el llamado bolo alimenticio termina en el estómago. Los músculos estomacales y el jugo gástrico hacen más fina la comida. En el estómago se da principalmente la digestión de proteínas y no hay digestión de hidratos de carbono o grasas. Cada quince segundos se libera una pequeña cantidad de alimento en el intestino delgado. El tiempo exacto que una comida permanece en el estómago tiene que ver con la composición de esta. Los hidratos de carbono son lo que procesamos más rápidamente, y las grasas permanecen durante más tiempo que las proteínas. En los intestinos se produce la mayor absorción de nutrientes y aquí es donde los alimentos son procesados químicamente por las enzimas digestivas del páncreas. Estas enzimas son necesarias para la descomposición de las grasas y el almidón. El estrés, la falta de vitaminas y minerales, demasiadas calorías, poco o demasiado ejercicio y demasiado alcohol son todos ellos factores que tienen un efecto sobre la función del páncreas. Pueden ser causantes de que la digestión no sea óptima y que todas las sustancias que no han sido bien digeridas se excreten a través de las heces, la orina y los pulmones. De este modo, las sustancias que exhalamos debido a una mala digestión provocan el mal aliento.

También el hígado juega un papel en la digestión de los alimentos, pues esta gran fábrica produce la bilis para digerir la grasa, y funciona como un órgano desintoxicante. El hígado hace que los productos en descomposición, toxinas, hormonas y sustancias extrañas sean inofensivos y puedan salir del cuerpo. Estos productos de desecho se excretan en principio a través de las heces, los riñones, los pulmones y la piel. Un hígado sobrecargado o que ya no puede realizar sus funciones básicas adecuadamente es causa de problemas. Si existe una desintoxicación deficiente, las toxinas no pueden ser bien procesadas. Es como un contenedor de residuos que no se vacía totalmente. La montaña se hace cada vez más grande y las toxinas se acumulan. Una parte de estas toxinas son sustancias volátiles que pueden ser liberadas en los pequeños alveolos. Después las exhalamos y es cuando podemos olerlas.

Reconoce tu olor

Quizás se necesita algo de práctica y tener un buen olfato, pero podemos dar un nombre al olor que procede de la boca de otra persona. ¿Reconoces el olor a huevos podridos? Tienen un característico olor a azufre y seguramente lo has olido alguna vez. Especialmente las bacterias de la parte posterior de la lengua producen grandes cantidades de gases. Pero también otras bacterias en otros lugares de la boca pueden producir olor a azufre y causar halitosis. Esto es común en las encías inflamadas, como la gingivitis o la periodontitis. Las grandes cantidades de bacterias producen un olor muy desagradable. También pueden producirlo otros tipos de inflamaciones, como las de la garganta. Si nuestro aliento huele a amoníaco o tiene un cierto olor a orina, ello puede indicar que el hígado no está funcionando adecuadamente. Cuando hay un hígado sobrecargado, este mal aliento a veces se combina con un olor dulzón. A algunas personas les encanta el olor del queso, pero un aliento que huela a queso es menos atractivo. Si hablamos con alguien que huele a queso, pero que no lo ha comido recientemente, ese olor vendrá probablemente de la nariz. Puede tratarse de un problema nasal a consecuencia de un resfriado.

Tu aliento también puede tener un olor dulce y afrutado, o un olor a manzanas podridas, lo que puede indicar un serio desequilibrio en los niveles de azúcar en sangre. Este olor específico es característico en la diabetes y es causado por la producción de cetonas (acetona). El cuerpo produce cetonas cuando hay un nivel bajo de glucosa en sangre, o sea, cuando hay poca glucosa. Ello también puede ocurrir al perder peso o hacer un ayuno. Un enorme aumento de cetonas puede acumularse en la sangre o la orina. Esto proporciona un olor específico muy desagradable, que también se da en personas que consumen mucho alcohol, que están desnutridas o que usan ciertos medicamentos. Nuestro aliento también puede tener un olor dulzón, que probablemente sea producido por una gran cantidad del hongo *Candida albicans*. Este hongo siempre está presente en la flora bucal, y es la infección fúngica más frecuente en la boca. Su molesto olor (que espero no huelas a menudo) es parecido al de la orina y puede presentarse en caso de problemas renales graves, pero afortunadamente no es común.

Una boca seca

Todos tenemos alguna vez la boca seca al despertarnos o después de haber corrido una maratón. Se reconoce si se tiene dificultad para hablar, o quizás nuestra lengua estará pegajosa, áspera o ardiente. El aliento puede ser desagradable y también se puede tener un mal sabor de boca. Las comisuras de la boca se desgarran con facilidad y se tiene la sensación de que se acumula más placa dental y residuos de comida. Si sufrimos de una boca seca, beber un vaso de agua puede hacer milagros. Pero ¿qué sucede cuando beber no es suficiente para deshacerse de esta sensación, cuando sentimos sequedad durante todo el día? Ello puede deberse a diferentes causas. Puede ocurrir en combinación con varias enfermedades autoinmunes como el síndrome de Sjögren, reuma, esclerosis múltiple, diabetes tipo 1, etc. En el síndrome de Sjögren, las glándulas que producen lágrimas y saliva se inflaman. Esto provoca que las membranas mucosas se sequen. La boca seca también se considera un síntoma de diabetes tipo 2. Se desconoce la razón exacta de la sequedad bucal en los pacientes diabéticos, pero lo más probable es que tenga que ver con los altos niveles de azúcar en sangre. Por otro lado, también es sabido que hay una serie de medicamentos que producen sequedad en la boca. Se trata sobre todo de fármacos que inhiben el sistema parasimpático —la parte del sistema nervioso que normalmente pone al cuerpo en reposo—, con lo cual la producción de saliva disminuye. La radiación en la zona de la cabeza y el cuello también puede afectar a las glándulas salivales, que producen menos cantidad de saliva.

Aftas

Estamos sentados a la mesa en buena compañía. Te llevas un bocado de comida a la boca y cuando quieres responder a una pregunta, te muerdes la mejilla. La membrana mucosa de la mejilla se rompe inmediatamente, y con un poco de mala suerte, ya tienes un afta o llaga bucal. El afta (estomatitis aftosa) se encuentra generalmente en la mucosa de la mejilla, las encías y el paladar. En la lengua suelen darse también regularmente, y pueden causar mucho malestar. Es una pequeña úlcera dolorosa, de color blanco grisáceo, con un diámetro de unos cinco a diez milímetros. Si miramos un afta en el espejo, podemos ver una llaga blanca con un borde rojo alrededor. Son bastante comunes (aproximadamente una de cada cinco personas las sufre alguna vez). Seguramente las hemos padecido también en ocasiones. Si tenemos una llaga en la boca, sentiremos un intenso dolor al comer tomates, cítricos y kiwis, y sobre todo al comer picante. En realidad, un afta es una lesión de la mucosa oral que forma parte de las barreras del organismo. Todavía se desconoce cómo se originan exactamente y, lamentablemente, rara vez se encuentra la causa subyacente, si bien tener un sistema inmunitario deprimido puede aumentar el riesgo de sufrir este tipo de heridas bucales. Por supuesto, esto es un concepto muy amplio, en el que podemos incluir una simple gripe, pero también una enfermedad autoinmune.

Las lesiones en la boca pueden estar causadas por alimentos picantes, bordes afilados de la dentadura o una prótesis. Al dañarse la membrana mucosa se produce un afta. Una mala higiene bucal también contribuye a su aparición. Si no nos cepillamos bien, tendremos más placa bucal, y las bacterias de la placa reducen la protección de la mucosa oral. Por otro lado, si nos limpiamos los dientes colocando gran cantidad de dentífrico en el cepillo, esto también puede jugar un papel importante en el desarrollo de estas llagas, puesto que muchos dentífricos contienen el agente espumante Sodium Laureth Sulfate (SLS). Podemos ser sensibles a este agente y, por otro lado, es de poca eficacia para eliminar la placa.

Las vitaminas y los minerales desempeñan un rol diferente: la escasez de ciertas vitaminas del grupo B y zinc puede tener también un rol en la aparición de aftas. En todo caso, sabemos que el zinc es necesario para mantener las membranas mucosas sanas. En especial durante un período de mucho estrés, solemos sufrir una deficiencia de zinc, y el estrés es uno de los desencadenantes más importantes para el desarrollo de este tipo de úlceras. No pensemos que no tenemos estrés. Todos reaccionamos de alguna manera al ajetreo de la vida moderna. El estrés hace que las barreras orgánicas se debiliten, por lo que nos hace más susceptibles a las infecciones. En estos casos, el riesgo de afta es mayor. Nutrientes como el gluten y la caseína pueden debilitar también las barreras biológicas. El gluten es una proteína que proviene de los cereales, y la caseína es una proteína de la leche. Si tenemos aftas con regularidad, una alimentación sin gluten podría ser una opción. Otro destructor de la mucosa bucal es el tabaco, aunque lo extraño es que en los fumadores se dan con menos frecuencia las aftas grandes. Pero, un momento, ello no quiere decir que enciendas un cigarrillo ahora mismo. Fumar tiene, por supuesto, muchos efectos nocivos.

Boca ardiente

El síndrome de ardor bucal (SAB), o síndrome de la boca ardiente, es un estado muy molesto en el que se percibe una sensación de quemazón de las membranas bucales. Se trata de una sensación dolorosa y constante de quemazón o ardor, que afecta especialmente a la lengua, sobre todo en la punta y los bordes laterales. La causa exacta de este síndrome aún no ha podido determinarse, pero hay una serie de factores que podrían ser los causantes. Se da en entre el 1 y el 15 % de los adultos, especialmente en mujeres. Posiblemente, las hormonas estrógeno y progesterona sean las responsables. Esta sensación de quemazón la sufren entre el 18 y el 33 % de las mujeres en la menopausia, cuando estas hormonas bajan de nivel. Otros síntomas que se presentan al mismo tiempo son una sensación de boca seca y cambios en el gusto.

Como ya he indicado, aún no se sabe la causa exacta del ardor bucal. Sin embargo, sí sabemos que frecuentemente se presenta en combinación con otros problemas de salud, como el hipotiroidismo (tiroides lenta), la diabetes tipo 2, problemas gastrointestinales o el síndrome de Sjögren. Asimismo, la escasez de ciertas vitaminas (B_{12}) y el uso de medicamentos influyen también en el ardor bucal. Por otro lado, el estrés, la depresión, la ansiedad o una reacción a ciertos alimentos pueden ser los causantes. Otros dos componentes que también se asocian a este síndrome son la infección por cándida y los altos niveles de azúcar en la sangre. Más adelante trataremos las intolerancias alimentarias y las infecciones por cándida.

3

UNA FLORA SALUDABLE ES DE VITAL IMPORTANCIA

Vamos a observar la boca todavía un poco más profundamente. Este órgano fantástico nos depara aún algo más que las encías, la lengua, las mucosas de las mejillas y los dientes. Para ello necesitamos una lente de aumento. La boca es un hábitat natural para bacterias, virus y hongos, y esto tiene una razón. Quizás no queramos pensar mucho en ello, pero en el contexto de nuestra salud, es importante aprender más sobre nuestra flora.

Bacterias

Una vez me preguntaron dónde viven todas las bacterias. Pues bueno, la respuesta es fácil pues estos microorganismos se encuentran en todas partes. Viven en los mares, lagos, océanos, en el aire, en la tierra y también en la boca. Además la flora bucal no es la única colonia bacteriana de nuestro cuerpo. Por microorganismos no solo entendemos las bacterias, sino también virus, hongos y otros seres vivos de tamaño microscópico, también llamados microbios. Trillones de estos microbios se hallan principalmente en la boca, los intestinos, la piel, los oídos y muchos otros lugares. Hay muchos tipos distintos de microbios presentes en el cuerpo, aunque las bacterias son las más estudiadas. En el cuerpo viven unos cuarenta billones de bacterias y tenemos unos treinta billones de células. Así que nuestro organismo contiene más bacterias que células, la gran mayoría (70 %) en los intestinos, con un peso aproximado de uno a dos kilogramos.

La diversidad de las bacterias bucales es muy considerable. Actualmente se cree que la placa contiene alrededor de mil trescientos tipos diferentes de bacterias y la mucosa de las mejillas alrededor de ochocientos. El calor húmedo de la boca es un ambiente ideal para ellas. Los tipos de bacterias más importantes que encontramos son los firmicutes, a los que pertenecen los lactobacilos, los estreptococos y los estafilococos, y también los bacteroides, las proteobacterias, las fusobacterias y los actinomyces. Las bacterias dañinas se encuentran especialmente entre las proteobacterias. Pueden ocasionar problemas cuando disminuye la cantidad de bacterias «buenas» y se produce un desequilibrio. Incluso existen indicios de que la flora oral es uno de los factores más importantes para mantener una flora intestinal sana. Lamentablemente, las investigaciones acerca de la flora intestinal se encuentran aún en sus inicios, pero se están realizando avances.

El desarrollo de nuestra flora

¿Cómo es que tenemos todas estas criaturas en la boca, los intestinos y la piel? Todos nacemos siendo estériles.* Inmediatamente después del nacimiento empieza la acumulación del microbioma (nombre colectivo de todas las bacterias que viven en nuestro cuerpo**). Las primeras bacterias las recibimos de nuestra madre, al menos si hemos nacido de forma natural, a través del canal de parto. Si el alumbramiento ha sido por cesárea, el proceso es distinto. Entonces es muy probable que la primera flora provenga de las manos del ginecólogo. Las bacterias de la piel con las que entramos en contacto por primera vez son las encargadas de iniciar este proceso.

Supongamos que hemos nacido a través del canal de parto. Durante el nacimiento, el bebé se traga la flora vaginal y los restos fecales de su madre. Probablemente esto suena un poco desagradable, pero es así y no es necesario alargarnos ni preocuparnos con este punto. Este inicio es necesario para colonizar la boca y los intestinos. Así pues, nuestra primera flora depende de la manera en que llegamos al mundo, así como de la composición de la flora

---

* Libres de gérmenes patógenos.

** En los textos que tratan sobre esta colonia microbiana, hasta hace poco conocida como flora, es frecuente la confusión, o al menos la falta de claridad, a la hora de diferenciar entre "microbiota" y "microbioma". No son sinónimos en absoluto. La primera es la flora propiamente diicha (intestinal, bucal...), mientras que el microbioma vendría a ser un segundo genoma diferente del genoma humano, y que ayuda a compensar algunas deficiencias de este. O sea, es el código genético de todos los microbios que albergamos. Su estudio es relativamente incipiente y hay que ir hilando más fino para aprovechar todo el potencial de esta nueva huella identificativa. (N. de la E.)

de la madre. Desde el nacimiento hasta la muerte, la flora bucal e intestinal sigue desarrollándose. La forma en que ello sucede está, en parte, determinada por varios factores. Por ejemplo, la comida que ingerimos desde el mismo momento de venir al mundo tiene un papel importante. ¿Hemos sido criados con el biberón o hemos sido amamantados? La leche materna contiene sustancias vitales para mantener una flora bucal e intestinal saludable. La industria alimentaria lo sabe muy bien, por ello intenta añadir las sustancias vitales de la leche materna a la leche artificial, y sin embargo, aún no lo ha logrado y esta no es todavía óptima. Por otro lado, hay otros factores del estilo de vida que influyen también en la composición de la flora. Determinados medicamentos (como, por ejemplo, los antibióticos), las toxinas, el estrés y, sobre todo, la nutrición, modifican la microbiota en la boca, la piel y los intestinos.

Justo después del nacimiento, el 98 % de la composición bacteriana de la boca del bebé está formada por *Streptococcus salivarius*. Alrededor de los tres años, la microbiota es similar a la de un adulto, pero en el curso de la vida puede adaptarse a los cambios que se van produciendo. Cuando aparecen los primeros dientes, otras variantes del *streptococcus* se establecen en la cavidad bucal, como el *S. mitis*, el *S. oralis* y el *S. mutans*. Estas bacterias permanecen en la boca siempre y cuando haya dentadura. Otros estreptococos pueden adherirse también a las mejillas y a las encías. Cuanto mayor es la persona, más compleja se vuelve la flora bucal.

¿Qué hacen nuestras bacterias?

Todos estos bichitos en la boca, la piel y los intestinos están ahí por alguna razón. Tienen una función. La gruesa capa de bacterias que recubre las membranas mucosas de los intestinos, la boca y la piel nos está ofreciendo protección. Su labor es mantener a raya a virus, bacterias, hongos y parásitos. Imaginemos a las bacterias buenas como un ejército que intenta proteger estas membranas mucosas para que los causantes de enfermedades (patógenos) no puedan penetrarlas. Los patógenos son inofensivos hasta que se adhieren a las membranas mucosas. Un buen ejemplo es un mosquito que revolotea a nuestro alrededor. Solo es peligroso cuando se coloca en la piel, ya que entonces existe una gran posibilidad de que nos pique.

La microbiota bucal, estomacal e intestinal es como el tubo central de nuestro cuerpo que, además de proteger los tejidos subyacentes, desempeña un papel central en el sistema inmunitario. La microbiota intestinal, en especial, se comunica totalmente con este sistema. Estas, llamémoslas, «conversaciones» entre las bacterias y el sistema inmunitario ayudan al cuerpo a distinguir entre lo bueno y lo malo. Por ejemplo, nuestra microbiota hace distinción entre una nuez y carne de pollo contaminada. Si comes algo que no puedes tolerar, la reacción comienza, a menudo, en la boca. Se produce más mucosidad, la lengua se hincha o la lengua y las membranas mucosas se vuelven dolorosas. Asimismo, las bacterias tienen también un efecto inhibidor en el sistema inmunitario, lo que es necesario para limitar el riesgo de enfermedades autoinmunes.

El proceso de la digestión empieza ya en la boca, y las bacterias te ayudan a digerir un trozo de pastel en el cumpleaños de tu suegra. La digestión de los alimentos sigue en el tracto gastrointestinal, después de que en la boca se haya hecho una buena masa con la comida, que llega al estómago a través del esófago. El estómago hace lo ingerido aún más fino, en un procesamiento tanto mecánico como químico. El alimento se almacena temporalmente en el estómago, para llegar después al intestino. En el intestino delgado es procesado químicamente por enzimas digestivas que provienen del páncreas y por la bilis del hígado. Allí es donde se produce la mayor absorción de nutrientes.

Las bacterias buenas que se encuentran en la boca, el estómago y el tracto intestinal producen también distintas sustancias, incluyendo ácidos grasos de cadena corta o ácidos grasos saturados. Ello ocurre por medio de la fermentación de las fibras alimentarias. Estos ácidos grasos saturados mantienen el ambiente intestinal ácido y son la fuente de energía más importante para las células de la membrana mucosa. Todo nuestro organismo necesita la energía de los alimentos para seguir funcionando, también las células de la membrana mucosa. Además estos ácidos grasos tienen un papel destacado en nuestra salud y en las enfermedades. Se asocian con una reducción del riesgo de sufrir dolencias inflamatorias, diabetes tipo 2, obesidad y enfermedades cardíacas. Un desequilibrio en las bacterias intestinales puede llegar a producir incluso un aumento de peso, hipertensión y un colesterol elevado. Razones más que suficientes para cuidar bien tus bacterias buenas.

Los tres ácidos grasos de cadena corta más importantes son los ácidos butírico, propiónico y acético. Además de ser fuente de energía, actúan también como sustancia de señalización (compuesto químico transmisor de información) y nos protegen contra ciertos patógenos. A los patógenos les desagradan los ambientes ácidos, y los ácidos grasos de cadena corta producidos por las bacterias proporcionan justamente un ambiente ácido. Y esto está muy bien, ya que así los patógenos intestinales mueren.

Últimamente se ha prestado mucha atención a la deficiencia de la vitamina B_{12}. ¿Sabías que tú, o mejor dicho, tus bacterias pueden producir esta vitamina? Esto también es aplicable al ácido fólico, otras vitaminas del grupo B, la vitamina K_2 y el neurotransmisor GABA, cuya función es proporcionar calma y tranquilidad, puesto que tiene un efecto inhibidor en el sistema nervioso. Y también puede inhibir inflamaciones. Una flora sana puede producir suficiente cantidad de estas sustancias vitales y por lo tanto nos ayuda a sentirnos bien. Además, las bacterias colaboran también con la producción de vitaminas y enzimas. Las enzimas son moléculas que pueden realizar o acelerar procesos dentro o fuera de las células del cuerpo. Nuestra flora, especialmente la flora intestinal, puede contribuir de distintas maneras al funcionamiento de nuestro organismo, nuestra boca y nuestra salud en general.

Aún se siguen realizando nuevos descubrimientos con respecto a nuestro microbioma. Especialmente sorprendente es el hallazgo realizado por neurocientíficos que han demostrado que las bacterias intestinales «hablan» con el cerebro sobre aquello que hay que comer. Así que no decidimos nosotros mismos si vamos a tomarnos un helado o un puñado de nueces. Y que te zampes toda una tableta de chocolate tampoco depende del todo de ti. La elección ha sido hecha por nuestro microbioma. Las bacterias bucales también se comunican, pero aún no he podido encontrar ningún estudio que confirme si también deciden, en cierto modo, lo que nos llevamos a la boca. Cuando era más joven, tenía frecuentemente un sabor dulce en la boca, lo que me hacía tener una enorme necesidad de alimentos dulces. ¿Podría ser que mi flora bucal los necesitara para sobrevivir? Esa tableta de chocolate tenía su razón de ser. Por cierto, ¿sabes que el cacao fermenta en sustancias antiinflamatorias (polifenoles) y que esta fermentación la realizan nuestras bifidobacterias? Incluso existen bacterias que pueden influir en nuestro peso. Un estudio en ratones indica que hay ciertas bacterias que predominan en los ratones obesos. Cuando los investigadores inyectan las bacterias de los ratones delgados en los obesos, estos adelgazan. Así que nuestro peso no se debe solo a comer demasiado o al peso de los huesos, depende también de nuestras bacterias.

¿Cómo sabes si tu flora está sana?

Toma un espejo y mira tu lengua. ¿Qué color tiene? ¿Tiene una especie de capa blanca? En este caso, tal vez sufras una infección por cándida. Observa también los dientes. ¿Qué aspecto tienen? ¿Puedes detectar una capa blanquecina-amarillenta a lo largo de la línea de las encías? Se trata de placa y se compone principalmente de bacterias. Si tienes mucha placa bucal, puedes asumir que no tienes un equilibrio saludable de microorganismos. También puedes saber por tus heces si tu flora está sana. ¿Has mirado alguna vez cómo son tus excrementos? Reflejan nuestra digestión, la salud de los intestinos y la salud en general. El aspecto que tendrían que tener se indica en la Escala de heces de Bristol, que puedes encontrar en Google.

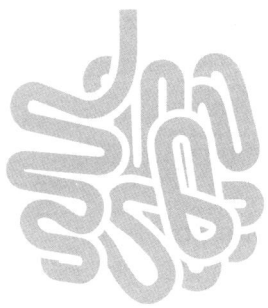

Reconocer un desequilibrio bacteriano

Ahora ya sabemos la importancia de cuidar bien de nuestras bacterias y qué es lo que desequilibra la microbiota. Una disbiosis o alteración de la microbiota es fácil de reconocer en la cantidad de placa bucal y la inflamación de las encías. También el intestino nos da señales claras cuando hay un desequilibrio. Por ejemplo, formación de gases, estreñimiento o diarrea. Una flora oral alterada provoca caries, inflamación de las encías, periodontitis e inflamaciones de las mucosas. Si la flora intestinal no está en orden, podemos sufrir alergias, enfermedades autoinmunes, inflamación de otros tejidos mucosos, obesidad, diabetes, depresión y enfermedad inflamatoria intestinal (EII). Además, un desequilibrio en la flora intestinal aumenta el riesgo de eccema y asma en un 50 %.

¿Y tu nariz? ¿Sufres regularmente de secreción nasal, nariz tapada y ya no hueles el nuevo perfume de tu pareja? Una infección en las cavidades nasales es a menudo causada por una bacteria, pero un resfriado o una gripe es una infección causada por un virus. Y si hay un virus, no tiene sentido tomar antibióticos para eliminar los síntomas.

HONGOS

Hongos y alimentación

Una situación conocida: tomamos una manzana del frutero y justo debajo de ella encontramos un resto verdeanaranjado de lo que alguna vez debió de haber sido una naranja. ¡Eso son hongos! Están por todas partes y tienen una gran variedad de propiedades. En la naturaleza son los responsables de eliminar o limpiar los restos de animales y plantas muertos, como la naranja a la que me he referido antes. Algunos alimentos también contienen hongos, ya sea de forma intencionada, por ejemplo en esos quesos azules tan fragantes, o involuntariamente. Son filamentosos y los reconocemos por su típico aspecto polvoriento, lanudo o peludo.

Los hongos «involuntarios» producen sustancias tóxicas llamadas aflatoxinas, que son generadas por hongos del género *Aspergillus*. Podemos encontrarlas en granos de cereales mohosos, por ejemplo maíz, sorgo y trigo, también en arroz, frutos secos, semillas, legumbres, hierbas y especias. Este hongo crece especialmente cuando estos alimentos son producidos y almacenados en un ambiente cálido y húmedo. En la Unión Europea, los alimentos como cereales, arroz y frutos secos están estrictamente controlados, pero los productos procedentes de países extracomunitarios están menos sujetos a controles.

Las aflatoxinas pueden pasar de un alimento a otro. Las sustancias tóxicas son transformadas por el hígado, que las convierte en inofensivas, y ello también se aplica a las aflatoxinas. Algunos problemas que pueden presentarse con la intoxicación aguda de aflatoxinas son náuseas, vómitos, dolor abdominal, diarrea, pérdida de apetito, ictericia, sangrado, edema (retención de líquidos) y depresión. Sin embargo, también es posible que ingiramos pequeñas cantidades de estas sustancias durante un largo periodo de tiempo. Entonces los síntomas son más difíciles de reconocer, pero también pueden llegar a tener consecuencias importantes. Las toxinas de los hongos también pueden conducir a una mayor permeabilidad de las barreras, lo que a su vez se asocia con inflamaciones de bajo grado y una alteración de la digestión y absorción de nutrientes. Así pues es conveniente conocer la procedencia de nuestros alimentos y asegurémonos de que estén convenientemente preparados.

A los hongos les encanta crecer en los alimentos, y también pueden ser muy útiles. La levadura, que es un hongo unicelular, se ha utilizado para hacer subir el pan desde hace más de seis mil años. El secreto de este proceso es la digestión de un grupo de hongos. Estos hongos pueden fermentar azúcares y producir gases que hacen que el pan suba. Los hongos forman una familia grande y variada, pero, independientemente de la especie que encontremos, siempre se corresponde en un 50 % a la levadura de panadería «normal».

Cándida

A través de la boca entran en nuestro organismo todo tipo de hongos, lo que en general no supone ningún problema. La boca es un verdadero ecosistema en el que se encuentran a gusto muchos «animalitos» (además de las bacterias, en la boca tenemos también de nueve a veintitrés tipos distintos de hongos). Los hongos son aeróbicos, lo que significa que les encanta el oxígeno, si bien no precisan mucho para sobrevivir y crecer. A menudo, se encuentran a gusto en nuestra boca y nuestro tracto intestinal, y ello sucede casi siempre en perfecta armonía. Incluso existen ciertos hongos que pueden frenar los efectos negativos de las bacterias, por lo que son muy útiles.

Sin embargo, también pueden ocasionar infecciones molestas. Uno de los hongos más conocidos que pueden ocasionarnos problemas es la *Candida albicans*. Casi el 75 % de las mujeres adultas ha sufrido una infección vaginal de cándida, al menos una vez en su vida; también se conoce como infección por levadura u hongos. En muchas personas, estos hongos se encuentran de forma natural en las membranas mucosas de la boca, los genitales y los intestinos. También pueden estar presentes en la piel o en otras membranas mucosas. Además de la *Candida albicans*, conocemos otros tipos mucho menos comunes, como la *Candida glabrata* y la *Candida krusei*. Si comienzan a crecer de forma descontrolada es cuando pueden ocasionar infecciones. No obstante, casi todos llevamos especies de cándidas, ya que forman parte de una digestión natural y saludable. Cuando se encuentra en nuestro organismo en la proporción justa, ayuda a la absorción y digestión de los nutrientes. Afortunadamente, este hongo no conduce a una infección para todo el mundo. Normalmente, una flora bacteriana sana mantendrá la cándida bajo control. Pero si hay demasiada presencia de ella, puede ocasionar los síntomas típicos. Incluso es posible, aunque ello no sucede con frecuencia, que acabe llegando al torrente sanguíneo.

Una infección bien conocida producida por la *Candida albicans* es la candidiasis oral, que se da sobre todo en bebés, personas mayores y personas con las defensas bajas o un sistema inmunitario debilitado. Para los individuos saludables, sus efectos se limitan a infecciones superficiales en la piel, vaginales o de la mucosa oral.

Reconocer una infección por cándida

En una boca sana, el sistema inmunitario y las bacterias mantienen todo en buen equilibrio, por lo que la cándida no puede causar una infección. Sin embargo, hay muchos factores que pueden debilitar el sistema inmunitario y contribuir a un desequilibrio de las bacterias bucales. En una boca infectada con cándida a menudo vemos una capa blanquecina, o manchas blancas y grumosas en la lengua, la mejilla, las encías, las amígdalas o la garganta. Normalmente no duele, aunque puede suceder. Estas manchas pueden sangrar ligeramente cuando se raspan. También podemos tener una sensación incómoda o de dolor al tragar. Parece como si algo se quedara atascado en la parte posterior de la garganta. Otro síntoma son las grietas en las comisuras de la boca. ¿Es algo que nos sucede a menudo? Tal vez tengamos más *Candida albicans* de la que quisiéramos.

Los intestinos acostumbran a tener pequeñas cantidades de cándida y también allí pueden ocasionar problemas. ¿Tienes alguna vez molestias intestinales? Quizás no te lo has tomado muy en serio. Esta parte del tracto digestivo necesita tener un buen equilibrio entre los distintos tipos de bacterias. Tanto la ensalada como las patatas fritas tienen que ser bien digeridas. Las bacterias buenas son una maravilla para digerir féculas, fibras y algunos azúcares. Cuando existe un desequilibrio, no solo afectará a la digestión de los alimentos, sino que también ocasionará problemas digestivos. Estreñimiento, diarrea, náuseas, gases, espasmos e hinchazón son síntomas que pueden indicar una infección por cándida. ¿Sabías que estudios recientes demuestran que existe una relación entre un crecimiento excesivo de cándida en el tracto digestivo, la colitis ulcerosa (una inflamación de las vías biliares dentro y fuera del hígado) y la enfermedad de Crohn? Otra buena razón para asegurarnos de que nuestra microbiota está equilibrada. Además, estas levaduras pueden terminar en la sangre; entonces viajan hacia todos los rincones del cuerpo, donde causan inflamación de los huesos o las articulaciones. Por fortuna, no es muy común que la cándida llegue al torrente sanguíneo.

Una infección por cándida también puede manifestarse a través de la piel, pues esta está poblada asimismo de bacterias, hongos y virus. Cada órgano, como la piel, la cavidad bucal y los intestinos, tiene un grado de acidez y temperatura. A ello se lo denomina también ecosistema. Si en él se produce un cambio, también se producirá en la flora. Todo lo que comemos, bebemos, o aplicamos en la piel tiene un cierto efecto en este ecosistema y podría ser precisamente el detonante para que la cándida prolifere. El resultado: irritación cutánea, picor y problemas de la piel relacionados con la diabetes. Por cierto, ¿cómo tienes las uñas de los pies? Son un lugar ideal para la aparición de hongos. Si tus uñas están más gruesas, blanquecinas y quebradizas, entonces perteneces a ese porcentaje de la población que sufre de una uña fúngica como resultado de una infección por cándida.

Y también la fatiga. Por supuesto, todos estamos cansados alguna vez, esto es muy normal hoy en día. Si en la consulta pregunto: «¿Se siente usted regularmente cansado?», la respuesta, invariablemente, es: «Sí, pero esto le sucede a todo el mundo de vez en cuando». Todo el mundo está cansado, así que creemos que es normal. Pues bien, a mí no me lo parece en absoluto, y por ello intentaremos encontrar la causa de este cansancio. Podría ser que nuestras bacterias contribuyan a ello. De todos modos, todavía no hay una evidencia científica sólida de que la cándida contribuya a la fatiga. Vamos a ver una serie de posibles teorías. En primer lugar, una infección por cándida suele ir acompañada de ciertas deficiencias nutricionales como la de vitamina B_6, magnesio y aminoácidos esenciales. El magnesio tiene muchas funciones, y entre otras cosas, es necesario para la producción de energía en las mitocondrias. Una deficiencia de magnesio resulta finalmente en cansancio. ¿Y cómo nos sentimos si tenemos una infección o una gripe? ¿Cómo está entonces nuestro nivel de energía? Probablemente sea difícil de saber. Ello se debe a que el sistema inmunitario utiliza, en ese momento, mucha energía, lo que produce una escasez en los músculos y el cerebro. Una infección por cándida también es un ataque a todo el sistema inmunitario, lo que resulta en fatiga.

Posibles causas de un crecimiento excesivo de cándida

Que un hongo habite en nuestra boca es algo muy normal, ya que la boca es un terreno fértil y delicioso. Aunque no es deseable que este hongo prevalezca y cause problemas debido al crecimiento de patógenos. Por ello es muy importante que haya un equilibrio estable de la flora bucal, los intestinos y la piel. Hay varias situaciones que pueden llevar a un crecimiento excesivo de cándida. Uno de los factores que a ello contribuyen es la mala higiene bucal, pero esta no es la única causa. Parece ser que una de las principales causas es una dieta rica en azúcares y carbohidratos refinados, que crea un clima favorable para el crecimiento de la cándida. El hongo utiliza la glucosa como alimento y, además, los alimentos ricos en azúcares y carbohidratos refinados disminuyen la acidez (pH) en la boca. Un valor de pH bajo es un entorno excelente para que la cándida se multiplique. En un estudio se demostró que las personas con cándida oral tienen más *Candida albicans* en los intestinos como resultado de los alimentos azucarados. Otro estudio indica que la glucosa en la sangre disminuye la capacidad de combatir infecciones, y ello aumenta la probabilidad de que la cándida provoque una infección.

El consumo de alcohol aumenta el riesgo de padecer una infección ya que estimula el crecimiento de cándida. Esa botella de vino blanco que nos bebemos el sábado por la noche no es tan inocente como parece. El alcohol causa una disbiosis, otro factor que contribuye al crecimiento de cándida. También un sistema inmunitario debilitado, por ejemplo por el tabaco, asegura que una infección se produzca con mayor frecuencia. Lo mismo sucede si padecemos de diabetes, dado que entonces nuestro sistema inmunitario también se encuentra debilitado.

El estrés crónico y la ansiedad pueden llevar a infecciones por cándida de distintas maneras. El estrés, por ejemplo, puede cambiar el ecosistema de los intestinos. Cuando se tiene estrés la peristalsis intestinal cambia, por lo que los lactobacilos, o bacterias del ácido láctico, se adhieren al intestino con más dificultad. Los lactobacilos (junto con otras bacterias) mantienen el buen nivel de acidez, de modo que no aumenten los hongos. Si hay menos lactobacilos, la cándida tiene más oportunidad de crecer. Por otro lado, también cambia la composición de la flora, lo que afecta al sistema inmunitario, por lo que las defensas disminuyen. Después del uso de antibióticos puede producirse una alteración de la flora intestinal que conlleve que la cándida pueda multiplicarse con fuerza y causar problemas. Los antibióticos se usan para matar patógenos peligrosos, pero desafortunadamente también se acaba con muchas bacterias útiles, por lo que nuestra flora puede cambiar drásticamente, con todas las consecuencias que esto conlleva.

Síndrome de «cándida»

Los síntomas típicos atribuidos a la cándida no son específicos de este síndrome. Así pues, para establecer un diagnóstico no podemos partir únicamente de ellos, sino que necesitaremos realizar pruebas de laboratorio. Una dieta anticándida, sin féculas y azúcares, puede ayudar. Incluso si no hay un desequilibrio de cándida, una dieta de este tipo puede ofrecer una solución si sufrimos inflamaciones. Posiblemente la insulina tenga que ver en ello. Síntomas como el insomnio, la depresión, el cansancio y la infertilidad son, de hecho, causados por una desregulación de esta hormona.

LOS VIRUS

Los virus son otro tipo de patógeno muy distinto, que forma parte también de nuestra flora. Los virus son pequeños y simples. Tan pequeños que podemos poner mil de ellos en un granito de sal. Solo pueden vivir en las células de las personas, plantas o animales. No tienen metabolismo propio y tampoco pueden reproducirse. Invaden una célula y hacen uso de ella. Lo curioso de un virus es que puede usurpar la función de una célula. Hay virus específicos que tienen preferencia por determinadas células. Por ejemplo, el virus del resfriado prefiere las vías respiratorias, mientras que el virus del herpes se encuentra más a gusto en el sistema nervioso. Un virus puede permanecer en nuestro organismo durante años y no causar problemas, hasta que es activado por un desencadenante. Tan pronto como el virus empieza a multiplicarse, aparecen los síntomas, como fiebre, cansancio o ampollas. Por cierto, *virus* significa 'veneno de serpiente'.

El virus del herpes

Quizás formas parte del alto porcentaje de la población que es portadora del virus del herpes simple (VHS-1). El herpes simple es el causante del herpes labial. Está relacionado con el virus que también causa la varicela, cuyas ampollas llenas de líquido pueden tener un aspecto parecido. Otras variantes del herpes es el Epstein-Barr, que conlleva un elevado riesgo de reumatismo, síndrome de Sjögren y esclerosis múltiple. El virus del herpes permanece en el organismo de por vida, por lo que puede manifestarse en cualquier momento. Se encuentra en estado latente en el sistema nervioso, a la espera de que el sistema inmunitario se debilite y pueda atacar.

Por desgracia, yo misma soy portadora de este virus y puedo asegurar que esas ampollas llenas de líquido no solo son muy antiestéticas. También pueden doler, picar y provocar síntomas de gripe, como dolor de cabeza, dolores musculares y fiebre. A veces preferiría tener la gripe y acostarme todo un día en la cama, ya que con un herpes labial puedes seguir funcionando normalmente, a pesar de que te sientas muy mal con esa ampolla en el labio. Por si no fuera bastante, tu vida amorosa también puede verse afectada por esas ampollas tan horrendas. La mitad de la población no besaría a alguien con algo sospechoso en los labios. Si tenemos herpes labial, besarse es algo que se pospone, pues no quieres infectar a nadie. Y además, estas ampollas, aunque a veces se recubran con un poquito de crema, siguen siendo muy poco atractivas. Tus citas se han acabado.

Posibles causas de herpes labial

Si somos portadores de este virus, en realidad ya nos ha marcado un gol y estamos 1-0, dado que tan pronto como las circunstancias sean favorables, entrará en acción. Hay una serie de factores que son una oportunidad excelente para que ello suceda. El estrés y el sueño insuficiente activan el virus. Ambos afectan al sistema inmunitario, por lo que las ampollas aparecen con más rapidez.

Imaginemos: estás a punto para unas vacaciones. En tu país ahora es invierno y el frío no te gusta para nada. Decides abrir el portátil y buscar un viaje a algún lugar hermoso y soleado. Pero ¿es una buena idea si al hacer las maletas para volar al sur te encuentras cansado y agotado? Pasar del frío a un lugar soleado y viceversa significa un gran cambio, y ello podría ser el último aliciente que necesita el virus del herpes para entrar en acción. En el momento en el que por fin estiramos las piernas en una tumbona de la playa, en algún lugar del sur, el Sr. Herpes decide celebrar una fiesta que nos hará sentir de todo menos felicidad.

Nosotros mismos podemos influir en la aparición de estas ampollas, puesto que el herpes necesita de la nutrición adecuada para crecer. Ciertos alimentos estimulan su crecimiento, por ejemplo los muy azucarados o los que contienen muchos carbohidratos de absorción rápida o muchas grasas saturadas. Ciertas proteínas en nuestra dieta influyen también en el desarrollo del herpes labial. El aminoácido arginina tiene un papel importante en los procesos de crecimiento, y por lo tanto, también en este caso. Los alimentos que contienen mucha arginina incluyen los cereales, las nueces y el cacao. Por otro lado, el aminoácido lisina es la contraparte de la arginina. Este aminoácido, junto con la vitamina B_6 y el magnesio, inhibe el crecimiento del virus del herpes. Si sufrimos regularmente de herpes labial, ya sabemos qué hacer. Más relajación y un ajuste de la dieta.

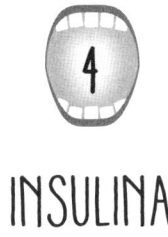

INSULINA

En los últimos años se han publicado muchos libros acerca de las hormonas. Razón suficiente para examinar más de cerca las hormonas que tienen relación con nuestra boca. La insulina en especial tiene aquí un papel muy importante. Vamos a observarla más de cerca.

La insulina es la hormona más importante que precisamos para generar energía y se produce en el páncreas. Se encarga de que las células puedan absorber la glucosa de la sangre (procedente de nuestra alimentación, por ejemplo, de azúcares o carbohidratos) y así utilizarla como combustible. Este es necesario para realizar todas las funciones de nuestro cuerpo. Pensemos en el movimiento de nuestros músculos al masticar, hablar y caminar, el funcionamiento del cerebro y del sistema inmunitario. En las células de todos estos tejidos, entre otras cosas, el azúcar de los alimentos (glucosa) se convierte en energía. La glucosa está presente en nuestra sangre y puede almacenarse en el hígado y los músculos en forma de glucógeno, como reserva de energía. Además, la glucosa puede almacenarse como grasa en nuestras células grasas. La insulina es necesaria, para que la glucosa de nuestra sangre llegue a nuestras células. Podemos verlo así: la insulina es la llave que necesitamos para abrir la puerta, de modo que el azúcar (glucosa) pueda entrar en la célula.

Una interrupción en la producción de insulina, o si nuestras células no reaccionan adecuadamente a la insulina presente (resistencia a la insulina), tiene una influencia directa en nuestra salud. La resistencia a la insulina, que frecuentemente está asociada con el sobrepeso, puede acarrear todo tipo de dolencias. Y de nuevo: lo que nos llevamos a la boca y la salud oral juegan aquí un papel primordial.

El nivel de azúcar en la sangre

El nivel de azúcar en la sangre no es siempre el mismo, pero debe estar dentro de unos ciertos parámetros. Reacciona al estrés, el esfuerzo y la alimentación. Después de una comida, los carbohidratos se convierten en glucosa, por lo que aumenta el nivel de azúcar en la sangre. Si ello excede el límite, hablamos de un alto nivel de azúcar, o hiperglucemia. La rapidez con la que sube y el punto que llega a alcanzar depende de lo que comemos. Es entonces cuando el páncreas recibe una señal para producir insulina. Esta se adhiere al llamado receptor de la célula y así la glucosa puede ser absorbida por la sangre y el nivel de azúcar vuelve a descender, aunque no debe ser demasiado.

Si esto ocurre (hipoglucemia), se forma la hormona glucagón, que se asegurará de que se libere glucosa del hígado. Esto es lo que sucede cuando, por ejemplo, no hemos comido durante mucho tiempo. Entonces sentimos una ligera necesidad de comer. Normalmente el nivel de azúcar fluctúa dentro de los valores que son convenientes para cada persona.

La insulina y el glucagón son dos hormonas que juntas regulan los niveles de azúcar en la sangre. La insulina es la hormona constructora mas importante y es necesaria para, por ejemplo, la formación de músculos. Favorece la renovación de la piel y del tejido conjuntivo y procura una sensación de saciedad en el cerebro. También favorece el suministro de energía al sistema inmunitario. Incluso en bajas concentraciones, la insulina es antiinflamatoria, algo muy útil si tenemos problemas con las encías.

La resistencia a la insulina: ¿es algo normal?

Nuestras células pueden volverse resistentes a la insulina, por lo que no reaccionan correctamente a las señales de esta hormona. Ello no supone ningún problema, mientras se trate de algo temporal. El hecho de que podamos volvernos insensibles a la insulina no es algo malo por definición. Es más, incluso tiene una función. La insulina se cuida de que la energía se distribuya entre los diferentes órganos corporales. En ciertas circunstancias, un órgano necesita menos energía, por lo que se convierte en resistente a la insulina temporalmente. La glucosa puede ser entonces utilizada por otro órgano. Para que quede más claro, voy a dar algunos ejemplos de cómo funciona la insulina.

Acabamos de comer una comida deliciosa. El plato ha quedado vacío y en lugar de quedarnos a charlar tranquilamente con nuestros compañeros de mesa, nos levantamos para cambiarnos de ropa, pues hemos quedado con unos amigos para ir a hacer deporte. Nos ponemos rápidamente la ropa de deporte, seguidamente montamos en la bicicleta y nos dirigimos al gimnasio o al estadio. Una vez que hemos llegado, empezamos directamente a entrenarnos. ¿Adónde va ahora toda esa energía? Exacto, a los músculos, puesto que tienen que moverse. Se vuelven más sensibles a la insulina, pero la digestión recibe menos atención. Las células del tracto digestivo se vuelven resistentes a la insulina, mientras que la comida todavía no ha sido aún convenientemente digerida. Así pues, no es una buena idea ponerse en acción directamente después de haber comido.

¿Y qué sucede con la energía cuando vamos a dormir? Cuando nos encontramos echados en la cama, los músculos necesitan mucha menos energía, por lo que se vuelven más resistentes a la insulina. ¿Adónde va ahora la energía? Esta es utilizada por el sistema inmunitario, el encargado de eliminar los patógenos y las toxinas, y para ello se precisa energía. También en el caso de una infección, como la gripe, toda la energía tiene que ir hacia el sistema inmunitario para poder superar la infección rápidamente. El resultado es que los músculos y los órganos que son menos importantes en ese momento se vuelven resistentes a la insulina. En caso de gripe, esto sucede con los músculos, por lo que no te apetece moverte. Cuando se trata de una infección seria, es posible que sintamos que no podemos pensar correctamente, es como si tuviéramos algodones en la cabeza. Ello se debe a que, en este caso, el cerebro también recibe menos energía. ¿Y qué sucede cuando tenemos una inflamación bucal? También entonces se necesita energía para eliminarla. El sistema inmunitario se vuelve más sensible a la insulina, y la energía solo puede estar en un lugar a la vez. Así que habrá menos energía disponible para los músculos y el cerebro, nos quedaremos cortos energéticamente y no nos sentiremos en forma.

Aunque es bastante normal que nos volvamos resistentes a la insulina, a largo plazo tiene consecuencias negativas para la salud. Si las células del cuerpo no reaccionan adecuadamente a esta hormona, la glucosa seguirá circulando por el torrente sanguíneo, por lo que el nivel de azúcar en la sangre permanece demasiado alto durante mucho tiempo, y eso no es conveniente para las paredes de los vasos sanguíneos. En una situación crónica, esto conduce a la «sacarificación» de las paredes venosas, en particular de las pequeñas. Las paredes de los vasos sanguíneos se dañan, y para repararlos, el cuerpo produce colesterol. El colesterol es, de hecho, como una tirita que cierra la herida. Si el nivel de colesterol aumenta, puede llevar a la deposición de placa y a la arterioesclerosis.

Causas de la resistencia a la insulina

Una de las causas principales de la resistencia a la insulina y de los altos niveles de glucosa durante un largo periodo de tiempo es el estilo de vida actual. La falta de ejercicio, comer en exceso y la ingesta excesiva de azúcar y carbohidratos se consideran las razones más importantes de la aparición de problemas con la insulina. La falta de sueño también puede ser una de las causas.

Sin embargo, estos no son los únicos factores. Las inflamaciones pueden tener incluso un papel mucho más importante en este proceso. Y así hemos llegado de nuevo a la inflamación de las encías. Las inflamaciones crónicas, como la gingivitis y la periodontitis, producen una actividad a largo plazo del sistema inmunitario. Este elabora todo tipo de sustancias inflamatorias, que pueden mantener ocupados a los receptores de insulina. La actividad de la insulina se interrumpe, haciendo que las células sean menos sensibles a esta hormona, por lo que no puede llegarles suficiente energía. La puerta permanece cerrada para la glucosa, ocasionando una escasez de energía.

Otro factor del estilo de vida relacionado con la resistencia a la insulina es el estrés. El estrés es un concepto amplio. A menudo se asocia con una gran carga de trabajo y algo psicológico. En mi consulta muchas veces pregunto: «¿Tiene usted estrés?». «No, yo no». Sin embargo, actualmente todo el mundo está muy ocupado. Durante un periodo estresante, suceden varias cosas en el organismo. Se activan dos sistemas: el simpático-adrenal-medular y el hipotalámico-pituitario-adrenal (ver también el capítulo seis, «Estrés», en la página 111). Ambos sistemas aseguran que podamos lidiar con el estrés. Su activación promueve la secreción de un número de hormonas, que provocan el aumento del nivel de azúcar en la sangre. Ello estimula al páncreas para producir insulina, de modo que el nivel de azúcar vuelva a bajar. Este es un mecanismo evolutivo muy hermoso y ancestral. Por otro lado, hay un aumento de las sustancias inflamatorias. Tanto un aumento de las inflamaciones como un nivel elevado y prolongado de azúcar en sangre son factores de riesgo para el desarrollo de la resistencia a la insulina. En otras palabras: el estrés crónico puede llevar finalmente a la resistencia a la insulina.

Diabetes tipo 2

Una consecuencia de la resistencia prolongada a la insulina es la diabetes tipo 2. Esta enfermedad tiene una relación muy clara con las inflamaciones bucales. La pregunta es si la diabetes es la causa de los problemas de las encías, o bien si estos problemas son la causa de la diabetes. En ambos trastornos existe un bajo grado de inflamación. Como ya sabemos ahora, las inflamaciones de las encías pueden causar inflamación sistémica en el cuerpo. Por otro lado, también es posible que en caso de una diabetes no controlada, quede demasiado azúcar en el cuerpo. Y eso también afecta al sistema inmunitario. Se produce una reacción inflamatoria, por lo que el sistema inmunitario está ligeramente activado de forma constante. Esto causará inflamaciones bucales con más facilidad, que se expandirán con rapidez. Además, en una persona con diabetes el riesgo de caries es mayor. Los niveles altos de azúcar en la sangre van de la mano de una disminución de minerales. Y es necesario tener minerales almacenados en la dentadura, aunque utilizar esta provisión debilita los dientes.

Insulina y la boca: una cooperación

Como podemos ver, el efecto de esta hormona es muy importante para unos dientes sanos y radiantes, así como para una buena salud. Las inflamaciones bucales influyen en el equilibrio hormonal, pero la diabetes y la resistencia a la insulina también pueden afectar a la dentadura. Para un buen equilibrio de la insulina, lo más importante es inhibir las inflamaciones. Podemos hacerlo comiendo de forma más sana y haciendo más ejercicio, pero también es crucial asegurarnos una buena higiene bucal. Hagámonos revisar las encías por un profesional. En la segunda parte de este libro, podremos leer más consejos (a partir de la página 135).

5

LA HIPERSENSIBILIDAD ALIMENTARIA COMIENZA EN LA BOCA

En el capítulo anterior hemos hablado sobre la insulina, la llamada «hormona del azúcar». También has podido ver lo importante que es una microbiota equilibrada para la salud en general, la salud bucal, la digestión y mucho más. Comemos todo el día para proveer al cuerpo de nutrientes y alimentar la microbiota, para que todos los bichitos que viven con nosotros se porten bien con nuestro organismo.

Se habla mucho de lo que realmente es una buena nutrición y muchos expertos están trabajando en este campo. Quizás tú también tienes una lista de productos que deseas evitar, pero determinarlos no es tan sencillo. Tanto los informes científicos, como los de la industria alimentaria y los que aparecen en los medios de comunicación populares son, a menudo, contradictorios, y lo que es más importante: no todos somos iguales, así que no reaccionamos todos igual ante determinados productos. Aun así, la nutrición tiene una influencia muy importante en la salud, y examinar qué es lo que te sienta bien, o no, puede ayudarte a prevenir o mejorar determinados problemas. Tu boca es de suma importancia: ¡los alimentos entran por la boca!

Hipersensibilidad alimentaria versus alergia

El mejor alimento para ti es aquel que mejor te sienta. Por supuesto, los alimentos no procesados son los mejores por los nutrientes que contienen, pero no todo el mundo puede comer de todo, aunque sea clasificado como «saludable». La nutrición siempre tiene un efecto, y este puede ser positivo o negativo. Seguir ingiriendo alimentos que no te convienen tiene consecuencias, tanto para la salud bucal como para la salud en general. Por ejemplo, una persona es sensible al pan, otra reacciona al chocolate y una tercera no puede tolerar el pescado. Puedes reaccionar con cierto grado de sensibilidad alimentaria de varias maneras. Si tienes una reacción no deseada, puede deberse a una hipersensibilidad. En principio puedes reaccionar a muchos componentes de los alimentos. Las reacciones son muy diversas, por lo que no es muy fácil reconocerlas. Las intolerancias van, a menudo, de la mano de infecciones, que a su vez pueden llevar a una reducción de minerales y vitaminas. Y estas vitaminas y minerales son importantes para mantener sana la mucosa bucal y también son necesarios para prevenir las caries y los problemas de encías.

Tanto una alergia como una intolerancia son una forma de hipersensibilidad. No necesitamos necesariamente tener una alergia para sentir molestias después de comer ciertos alimentos. En caso de alergia, el sistema inmunitario reacciona violentamente a un componente determinado y genera anticuerpos. Normalmente, los anticuerpos se producen para unirse a las bacterias o los virus que pudieran ocasionar infecciones. En el caso de una alergia, algo sale mal y se producen anticuerpos contra los nutrientes. La reacción es siempre contra proteínas o proteínas de azúcar (glicoproteínas). Si la proteína entra en contacto con un anticuerpo específico, entonces aparecen las molestias. Con una alergia alimentaria reaccionamos a una muy pequeña cantidad del alérgeno y la reacción alérgica tiene lugar, a menudo, con rapidez después de haberse dado este contacto.

Esta reacción podemos notarla ya en la boca. Esta puede secarse, producir menos saliva y la lengua y las membranas orales pueden doler e hincharse. Un alérgeno no solo reacciona en el lugar en el que entra en contacto directo con el cuerpo. Puede ser transportado hacia otro lugar, por las membranas mucosas de la boca y los intestinos a través de la sangre. Allí también pueden producirse molestias. Los alérgenos que se inhalan, como los que provoca la fiebre del heno, pueden pasar a través de la membrana mucosa de la nariz y llegar a la sangre. De ahí pueden llegar hasta la piel o la boca. La piel se enrojece y las encías pueden sangrar más rápidamente. Las molestias de las alergias alimentarias se determinan de forma individual. Cada uno tiene sus propias quejas específicas. Después de la ingestión de un determinado alimento, siempre se presentan los mismos síntomas. Si bien es cierto que podemos responder a diferentes alimentos con diferentes síntomas. La gravedad de las molestias puede variar según la persona y el producto alimenticio, de leve a muy grave. Entre los síntomas suaves se incluyen estornudos, nariz tapada o secreción nasal, ojos llorosos e irritados, ligera inflamación de la lengua, erupciones cutáneas, calambres estomacales o diarrea. También hay reacciones alérgicas graves, como dificultad para respirar; hinchazón de los labios, lengua o garganta; urticaria (erupción cutánea con picazón y manchas); mareos; desmayos, y náuseas o vómitos. Las reacciones alérgicas alimentarias más comunes se dan con la leche de vaca, los huevos, el pescado, el marisco, los frutos secos (en especial las nueces y los anacardos) y también con la soja, las manzanas, las semillas de sésamo y legumbres como los cacahuetes o los guisantes. Podemos comprobar si sufrimos de alguna alergia con un análisis de sangre.

Intolerancia alimentaria

¿Nunca has tenido un motivo para pensar que sufres de intolerancia alimentaria? Sin embargo, bien puede ser que tomes diariamente alimentos que realmente no te convienen, productos que causan hipersensibilidad, pero que no provocan una reacción en la que esté implicado el sistema inmunitario. Una reacción de este tipo puede provocar molestias similares a los síntomas de una alergia, pero en este caso se trata de una intolerancia alimentaria. Las intolerancias y las hipersensibilidades a ciertos alimentos son más comunes que las alergias reales. Si hay una intolerancia, el sistema inmunitario no es la causa inmediata del problema. La causa se encuentra más bien en la digestión. Durante esta el cuerpo no puede descomponer los alimentos adecuadamente. Un equilibrio alterado de la flora intestinal o bucal, una producción insuficiente de enzimas digestivas, una falta de ácido gástrico o una alta sensibilidad a la histamina pueden influir en ello. Especialmente el consumo excesivo de un determinado alimento o de un grupo de alimentos puede ser el causante. Estas molestias no ocurren inmediatamente después de la ingesta de alimentos; a menudo se precisa un poco más de tiempo antes de que tengamos problemas. Puede variar desde unas pocas horas hasta veinticuatro horas después de una comida. Por ello, la intolerancia es, a veces, difícil de detectar. Afortunadamente, la hipersensibilidad alimentaria no es potencialmente mortal, mientras que una alergia sí puede serlo. De todos modos, es bastante molesto si después de tomar un vaso de leche se forma más mucosidad, que hace que el tragar sea más difícil. O tener la boca seca después de haber tomado un puñado de frutos secos, sin tostar. Este tipo de hipersensibilidades son cada vez más comunes, pero son difíciles de determinar debido a los muchos síntomas que pueden causar. Lamentablemente, un diagnóstico a través de un análisis de sangre o de piel no es posible.

La histamina es un mensajero importante

En caso de intolerancia, los mastocitos cumplen un papel importante. Estos están presentes en la mayoría de los órganos, pero se encuentran principalmente en las membranas mucosas, la piel y el tracto respiratorio. Los mastocitos contienen histamina, una amina biogénica que se produce en el cuerpo y que está también en los alimentos. Son sustancias del sistema nervioso que influyen en los procesos corporales. La histamina es un neurotransmisor, que a menudo conocemos como el culpable de reacciones alérgicas severas (manchas rojas, hinchazón de la garganta e incluso un *shock* anafiláctico), pero la histamina también desempeña un papel normal en muchas funciones corporales. Por ejemplo, afecta a la digestión (estimula la producción de ácido gástrico) y regula el ciclo de sueño-vigilia, el ritmo cardíaco y el flujo sanguíneo. Dilata los vasos sanguíneos, por lo que se reduce la tensión arterial y aumenta el flujo de sangre a los tejidos, incluidas las encías. Parte de la histamina se encuentra almacenada en las células y se libera cuando nos hacemos una herida, o por ejemplo, cuando hemos tomado un vinito. ¡De ahí viene ese rubor en las mejillas! En el primer caso, tiene una función destacada: la mejora de la irrigación sanguínea hace que el tejido alrededor de la herida se caliente, provocando enrojecimiento, lo que a su vez la hace más permeable y permite que el líquido del torrente sanguíneo fluya hacia la herida, causando hinchazón. Esto permite que los mecanismos de defensa y curación actúen con más rapidez.

SABÍAS QUE...

Las bacterias y levaduras también producen histamina.

Por otro lado, la histamina también participa en las reacciones alérgicas, y además podemos ser hipersensibles a la histamina misma. Una intolerancia a la histamina está asociada a los mismos síntomas de una reacción alérgica. Ello puede causar problemas parecidos a la hipersensibilidad a los alimentos, pero en lugar de estar ocasionados por los alimentos, es la histamina la que los causa. Cuando se trata de reacciones de hipersensibilidad bucal, como aftas, comisuras agrietadas, hinchazón y picazón de las membranas mucosas, están causadas por la liberación de histamina. Demasiada histamina en el cuerpo puede causar problemas respiratorios, como falta de aire. También podemos tener un resfriado o secreción nasal. Las molestias gastrointestinales tampoco son infrecuentes, y la acidez de estómago, las heces cambiantes (a menudo muy finas), la hinchazón o los calambres gastrointestinales se presentan con regularidad. Además se sufren también molestias cutáneas, como eccema, picazón o rojeces, una piel seca con manchas y sofocos. La intolerancia a la histamina puede provocar también problemas cardíacos, como arritmias, y dolor de cabeza o migrañas. Si reconoces algunos de estos síntomas, es razonable averiguar cómo se encuentra tu producción de histamina. Ello puede hacerse cumplimentando un cuestionario con un dietista o terapeuta.

¿De la hipersensibilidad a la adicción?

¿A qué alimentos eres adicto? ¿Hay algo de lo que no puedes prescindir? En la consulta acostumbro a oír que, por ejemplo, la gente es adicta al queso, la leche o el pan. Lo curioso es que podemos tener una adicción a un tipo de alimentos que realmente no nos sientan bien. Dejar de comer estos alimentos es un gran desafío. ¿Cómo podemos volvernos adictos a ciertos productos?

En el momento en que ingerimos algo que en realidad no nos sienta bien, se pone en marcha una reacción de estrés. De hecho, un alérgeno es un factor estresante para el cuerpo. Entonces se liberan endorfinas, que son neurotransmisores al igual que la adrenalina y la dopamida. Son supresoras del dolor, y también responsables de una sensación de felicidad, al estar involucradas en el sistema de recompensa del cerebro. Así vemos que, aunque parezca extraño, comer alimentos a los que somos alérgicos nos proporciona una buena sensación. Además, en las glándulas suprarrenales se producen las hormonas del estrés adrenalina y cortisol, que tienen efecto sobre el nivel de azúcar en la sangre, como hemos podido leer en el capítulo anterior. Si ello sucede con frecuencia y durante el tiempo suficiente, terminaremos con un nivel bajo de azúcar, lo que nos hará sentir mareados y nerviosos. ¿Cómo conseguimos elevar de nuevo el nivel de azúcar en la sangre? Efectivamente, la solución es comer más alimentos que no nos sientan bien. El azúcar vuelve a subir y nos sentimos de nuevo mucho mejor. De esta manera permanecemos en un círculo vicioso, y pasado un tiempo, comer alimentos alérgenos ya no es suficiente para hacer que desaparezcan los síntomas. ¿Y qué hacemos entonces? Necesitamos constantemente azúcares rápidos u otros alimentos ricos en carbohidratos para aumentar los niveles de azúcar en la sangre. Y nuestra dentadura no nos lo va a agradecer. Creemos que las fluctuaciones en los niveles de azúcar en la sangre son solo el resultado de comer demasiados carbohidratos. Es mucho mejor para nuestros dientes y para nuestro organismo saber a lo que somos intolerantes.

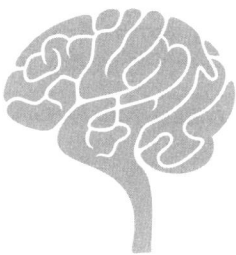

Una vez que sospechamos cuáles son los potenciales culpables, el desafío es dejarlos en paz durante cuatro o cinco días. Para ello necesitamos mucha fuerza de voluntad, ya que es verdaderamente un reto no comer aquello que secretamente anhelamos. Pasado este período, probamos de nuevo con una pequeña cantidad y... notaremos una fuerte reacción que no habíamos tenido antes. ¡Bingo! Ahora sabemos lo que no podemos tolerar. Para nuestra salud es mejor evitarlo a partir de ahora, no importa lo difícil que pueda ser.

¿Cómo es posible que antes no hubieras tenido ninguna molestia seria? Si tomamos a diario algo que nos causa alergia o a lo que somos intolerantes, quedan rastros de ello en el intestino y podemos volvernos inmunotolerantes a estas sustancias, lo que significa que podemos tolerar pequeñas cantidades. Entonces, a pesar de la alergia o intolerancia no se presentarán molestias. Esto es lo que se conoce como «alergia enmascarada». Después de cuatro o cinco días —y a veces hasta seis—, los rastros de lo que ingerimos diariamente desaparecen por completo.

6

ESTRÉS

¿Te reconoces en las siguientes situaciones, aparentemente inocentes?: el teléfono suena. ¡Ping! Un mensaje. ¡Ping! Otro mensaje en la bandeja de entrada. Tu atención es atraída al momento. ¿Quién será, qué dice el correo? Tomas el teléfono y cuando termina la conversación vas directamente a mirar el mensaje. ¿Habrá una nueva publicación en Facebook o Instagram? ¿Sabes lo a menudo que miras el teléfono? ¿Y con qué frecuencia revisas tus redes sociales?

Antes solías leer un libro echado en el sofá y el correo importante se colaba por debajo de la puerta o se depositaba en el buzón. Llamabas a alguien con la esperanza de que descolgara el teléfono. Ahora vivimos en una época en la que la información se encuentra en todas partes. Hoy en día estamos conectados las veinticuatro horas del día a través del móvil y de Internet. Nos llega mucha más información que, digamos, hace quince años. Estar un momento «sin hacer nada» es algo que ya no sucede si tenemos nuestro *smartphone* a mano. Ello nos lleva a una necesidad constante de ver si estamos al corriente de lo que está pasando.

También tuve un periodo en el que, entre mis consultas, revisaba rápidamente Facebook para ver si se había publicado algún nuevo artículo que debía leer. O quizás tenía un nuevo correo. Quería estar en todo y cada correo tenía que ser contestado de inmediato. El constante bombardeo de información y todas esas comunicaciones rápidas me causaron, sin que me diera cuenta, mucho estrés. Incluso cuando llegaba a casa después del trabajo, abría mi portátil en la cocina para ir contestando los correos que habían quedado pendientes, mientras preparaba la comida. Entretanto, una niña pequeña se colgaba de mi pierna pidiéndome atención. Me volví brusca, mis hombros totalmente tensos me estaban indicando que estaba bajo mucho estrés. ¡Había llegado el momento de cambiar de rumbo!

La tendencia obsesiva a seguir buscando nueva información se denomina «infobesidad». Es una forma de estrés que se desarrolla al intentar procesar más información de la que realmente se puede manejar. Con las nuevas tecnologías se está volviendo algo cada vez más común y es un ataque a nuestra salud. El cerebro tiene un límite a la cantidad de información que puede absorber y procesar. Cuando recibimos más información de la que nuestro cerebro es capaz de manejar, pueden presentarse problemas físicos y mentales a largo plazo. La presión de estar siempre disponibles conduce a la reducción de nuestra capacidad de reaccionar, al pensamiento superficial y a una disminución de la concentración. Además, pospondremos con más frecuencia las decisiones o tomaremos una decisión equivocada debido a un exceso de información. La luz de la pantalla puede asimismo causar problemas de insomnio, lo cual también afectará a nuestra salud, incluyendo la bucal.

¿Tenemos estrés?

«¿Sufre usted de estrés?» Esta es una pregunta relevante, dado que el estrés afecta a la salud de la boca. La respuesta a esta pregunta suele ser «no». O a menudo: «Pero si todo el mundo tiene estrés, ¿no es cierto?». Muchas personas creen que no tienen estrés, porque lo asocian al estrés laboral, a una gran carga de trabajo. Sin embargo, la palabra *estrés* abarca mucho más que una «presión», puesto que nos alerta de un peligro. Se trata de un estímulo natural producido por un cambio desde el exterior o por un peligro desde el interior, como el hambre, la sed, el frío o el calor. En realidad es un término colectivo para todos aquellos factores que afectan a nuestro equilibrio. Se origina cuando la carga es mayor que la capacidad de adaptación, lo que es distinto para cada persona. El hambre, la sed, el frío y el calor son estímulos bien conocidos para el cuerpo, a los que reaccionamos de forma natural. Por ejemplo, si tienes frío empiezas a temblar para entrar en calor nuevamente. Hay una enorme cantidad de reacciones que son iniciadas por los estresores para obligar al cuerpo a adaptarse a cierta situación. Estos mecanismos son ancestrales y nos ayudan a mantenernos enfocados, activos y alerta. Se trata de mecanismos de supervivencia, que consisten en luchar, huir o quedarse paralizado, o sea, «la respuesta de lucha, huida o parálisis». Algo naturalmente muy útil si nos persigue un león, pero cuando nos encontramos ante una situación de estrés crónica, pueden originarse enfermedades e incluso daños irreversibles.

Los estresores actuales

Además de los factores estresantes naturales que provienen del inicio de la vida como los ya citados hambre, sed, frío y calor, en la actualidad existen otros de esos estímulos que el organismo no reconoce. En el último siglo han aparecido tantas reacciones desconocidas que el cuerpo se encuentra casi continuamente sobreestimulado. Veamos algunos ejemplos: alto consumo de azúcar y falta de fibra, contaminación ambiental, radiación de los teléfonos móviles, medicamentos químicos, higiene exagerada, mirar la televisión, pasar el día sentado detrás del ordenador y el deseo de mantenerse todo el día informado con las últimas noticias. Así pues, el estrés es mucho más que una gran carga de trabajo. Como ya he dicho, se trata de un término colectivo para aquellos factores que pueden afectar a nuestro equilibrio, ya sea temporalmente o durante un largo periodo de tiempo. Pueden ser aspectos psicológicos, emocionales y físicos.

La respuesta al estrés

Una respuesta al estrés va acompañada de una interacción de distintos órganos. En una situación de peligro, el cuerpo se encarga de que estemos alerta y, si es necesario, podamos tomar medidas para ponernos a salvo. En el momento en que experimentamos estrés o ansiedad, se activan dos sistemas en el organismo: el eje SAM (simpático-adrenal-medular) y el eje HPA (hipotálamico-pituitario-adrenal), que se encargan de que el cerebro segregue una hormona (transmisor) para que la adrenalina y la noradrenalina se liberen en las glándulas suprarrenales. Este proceso es inconsciente y es una reacción automática ante el peligro. No necesitamos hacer nada para que se desencadene. En el momento en que se detecta estrés, el SAM se asegura de que se libere adrenalina y noradrenalina. Estos neurotransmisores garantizan la comunicación y la activación de diferentes procesos.

La adrenalina se encarga del proceso de reacción de lucha o huida y aumenta el ritmo cardíaco. Cuando nos encontramos ante una situación de estrés intenso, parece como si «el corazón latiera en tu garganta». La presión sanguínea y la respiración también aumentan. Y todavía sucede algo más, pues en el hígado y en los músculos, el glucógeno —la reserva energética— se convierte en glucosa. Necesitas desesperadamente esta energía liberada si tienes que luchar o huir. Los músculos son los afortunados, puesto que reciben energía, pero el tracto digestivo sale perdiendo, ya que en este momento no necesitas digerir alimentos.

El eje HPA es también llamado eje de tensión. Se activa muy poco después de la producción de adrenalina y libera cortisol, para que el cuerpo pueda manejar la situación. Su función es, entre otras, aumentar los niveles de azúcar en la sangre, produciendo glucosa a partir de aminoácidos (gluconeogénesis). Además inhibe la captación de glucosa por parte de las células, así que habrá más glucosa en la sangre, que puede ser utilizada por aquellos tejidos y órganos que precisen más energía. Otro efecto del cortisol, que es ciertamente relevante para la boca, tiene que ver con las defensas del cuerpo. Esta hormona tiene un efecto inhibidor sobre la respuesta inflamatoria normal y sobre la formación de anticuerpos. En otras palabras, el cortisol es un antiinflamatorio que puede ser muy beneficioso en ciertas circunstancias. Es provechoso en pequeñas cantidades, debido a su propiedad antiinflamatoria, y también acelera la reparación de los tejidos.

La producción de cortisol puede verse afectada por un estrés duradero. Si este se prolonga más de unas seis semanas, el cuerpo no reacciona como debería al flujo de hormonas. Un alto nivel de cortisol puede reprimir el sistema inmunitario, lo que significa que nunca te sentirás enfermo. Quizás esto parezca útil, pero no es deseable. El sistema inmunitario tiene que entrenarse de vez en cuando, por lo que tener una gripe una vez al año no es, en realidad, tan malo. Y cuando hay una situación de estrés duradero, las glándulas suprarrenales ya casi no producen cortisol. Un nivel bajo de cortisol nos lleva a todo tipo de problemas como alergias, enfermedades autoinmunes e inflamaciones crónicas, incluyendo la periodontitis y la gingivitis.

Demasiado estrés es visible

Durante un período de estrés prolongado, la respuesta inflamatoria normal se ve desajustada. El sistema inmunitario reacciona de forma distinta al estímulo del estrés, y ello ocasiona una respuesta inflamatoria crónica en el cuerpo. Lo veremos en la boca, porque las encías sangrarán más rápidamente, sin que sea cuestión de cepillarse mal los dientes. Aunque, por supuesto, ello podría suceder en casos de estrés duradero, pues si por la noche estamos muy cansados, preferiremos sumergirnos directamente en la cama, sin ni siquiera pasarnos el cepillo por la boca. Entonces queda más placa y se desajusta la respuesta inflamatoria normal. Asimismo, la limpieza natural de la boca también disminuye. El estrés causa una menor producción salivar y la saliva que tenemos es más espesa y menos capaz de «enjuagar» la cavidad bucal. Lamentablemente, en un período estresante las encías lo pasan muy mal. Por lo tanto, no es de extrañar que yo, como higienista bucodental, quiera saber si se padece de estrés.

Y aún sucede algo más durante un período de estrés crónico. Tu cuerpo se organiza tan bien que pone en marcha todo tipo de sistemas para afrontar la situación. Es lógico que necesites más energía si es que un león te está persiguiendo. Al fin y al cabo, tienes que huir y correr, tus músculos precisan esa energía. Al mismo tiempo, la mucosa oral y la intestinal se vuelven más permeables, de modo que los nutrientes puedan ser absorbidos rápidamente por la sangre. Con el estrés crónico, la mucosa oral es más permeable durante un período más largo. Así, es más fácil que los patógenos pasen al torrente sanguíneo a través de la barrera bucal y se origine una reacción inflamatoria, y eso es lo último que queremos. Si se dispone de suficiente cortisol, se suprime la respuesta inflamatoria. Podemos seguir así durante mucho tiempo y no sentirnos enfermos, ¿verdad? Hasta que llega el momento en que el cortisol ya no reacciona convenientemente. Es entonces cuando no te sientes en forma. Te indispones por cualquier virus y cuando puedes descansar, a menudo en las vacaciones, caes enfermo. En resumen, el estrés agudo lleva a la activación del sistema inmunitario, mientras que el estrés crónico parece que justamente hace lo contrario, lo que finalmente conduce a un mayor riesgo de infecciones.

Durante un período estresante, tu cuerpo produce más amilasa. Esta enzima no solo ayuda a digerir los carbohidratos, también abre la barrera de la membrana mucosa. Cuanta más amilasa es producida a causa del estrés, más azúcar se transforma en la boca. Comer cosas dulces proporciona rápidamente energía; por ello en una época de estrés nos apetece más lo dulce. Algo que tus dientes no agradecen, ya que así aumenta la posibilidad de caries.

Otros síntomas

El exceso de estrés no es solo visible en la boca. También la piel puede indicarnos que algo no va bien; el acné es uno de los primeros síntomas. En una situación estresante tendemos a tocarnos la cara, facilitando la propagación de bacterias, y ello conduce al desarrollo de acné. Por otro lado, los cambios hormonales pueden contribuir a otros problemas cutáneos. Otros síntomas frecuentes son dolores de cabeza, de cuello y de espalda. Por supuesto, la falta de sueño, la deshidratación y el consumo excesivo de alcohol también pueden causar dolor de cabeza. Así pues, el dolor de cabeza no es un síntoma específico de estrés. Debido a que el estrés crónico conlleva un cambio en el sistema inmunitario, también es muy lógico que se sea más propenso a padecer infecciones. Y los sentimientos depresivos que en ocasiones se tienen durante una fase con demasiadas presiones probablemente sean asimismo el resultado de un nivel de estrés demasiado alto.

El estrés influye del mismo modo en la serotonina. Este neurotransmisor se produce en el cerebro y también, una gran parte, en los intestinos. Regula el sueño y procesa los estímulos de dolor. Esto nos explica por qué con una deficiencia de serotonina se puede experimentar dolor crónico, sin haber un daño real. La serotonina hace que nos sintamos bien y es necesaria para una buena función intestinal. Problemas digestivos como la diarrea y el estreñimiento pueden ser la consecuencia de una alteración de esta sustancia. ¿El resultado? Quizás ya lo has adivinado. La absorción de nutrientes disminuirá. Y esto no es lo único, puesto que el estrés crónico utiliza muchos nutrientes. Especialmente minerales como el calcio, el magnesio, el zinc y las vitaminas B son necesarios durante este proceso. Y justamente estos son los minerales y las vitaminas que necesitamos para unas membranas mucosas saludables y un tejido dental sano.

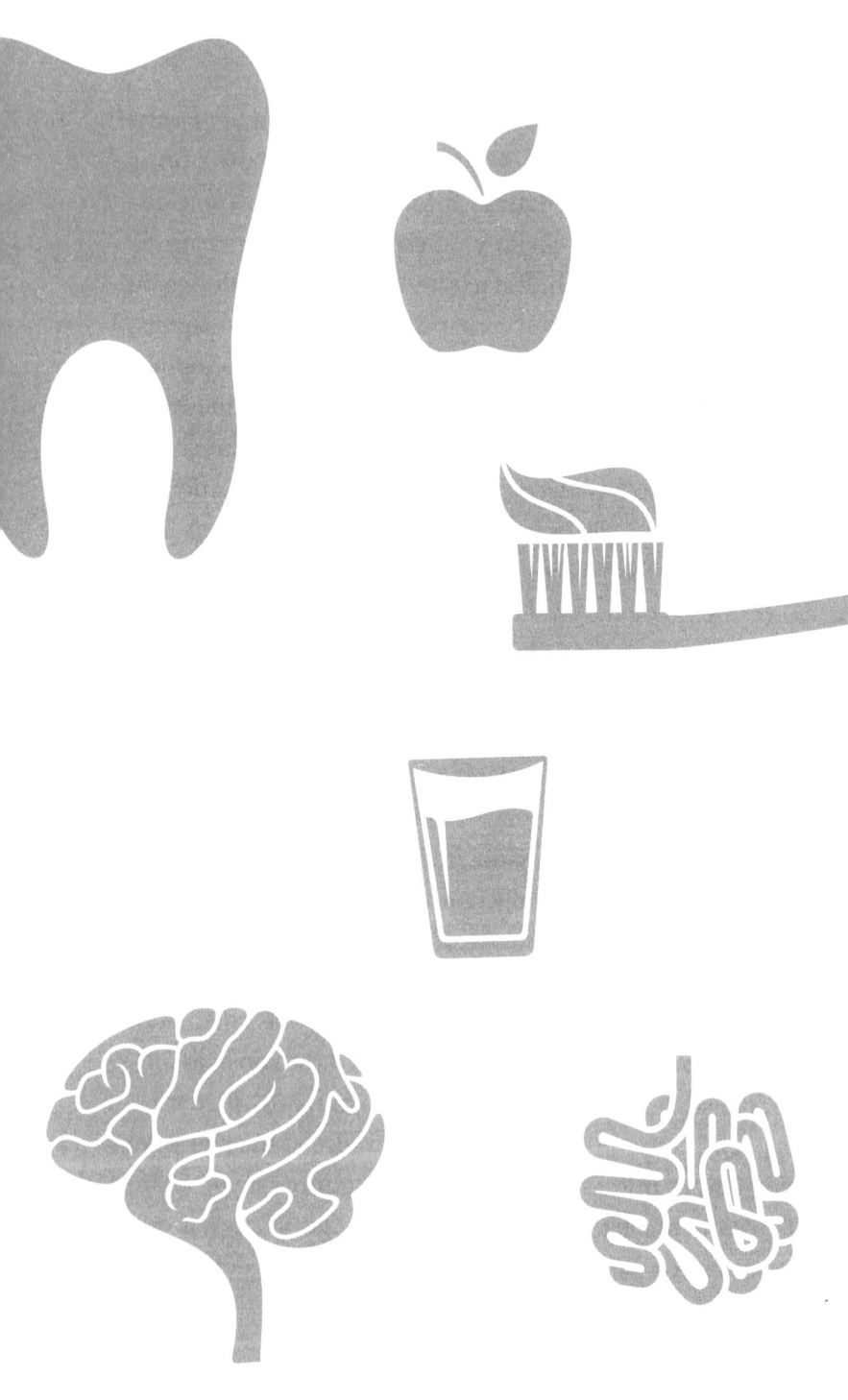

LAS HORMONAS FEMENINAS

Puedes sentirlo de nuevo. Tus encías están otra vez más sensibles e incluso parece que sangran un poco más. ¿Quizás no te has cepillado los dientes muy bien o has utilizado menos el palillito interdental? No, no es eso, en realidad lo has hecho todo como siempre. Un día más tarde tienes la menstruación.

La menstruación no es algo que se refleje en las encías de todas las mujeres. Sin embargo, regularmente me encuentro con algunas a las que sí les sucede. Además de los inconvenientes habituales como cansancio, náuseas, hinchazón, dolor de cabeza o cambios de humor, las encías a menudo también se ven afectadas.

El ritmo de las hormonas

Las hormonas son neurotransmisores, y son muy importantes para transferir información, regulando así la actividad de las células, tejidos y órganos. Las hormonas esteroides como el estrógeno y la progesterona son derivadas del colesterol, por lo que no es nada recomendable que el nivel de colesterol se mantenga muy bajo durante un largo período, pues en este caso, estas hormonas no pueden producirse. El estrógeno y la progesterona se forman en los ovarios y ello sucede a un ritmo determinado. Los primeros catorce días del ciclo menstrual, los niveles de estrógeno son altos, con un pico alrededor del decimosegundo día y una fuerte caída después de la ovulación, alrededor del decimocuarto día, mientras que el nivel de progesterona es bajo al inicio del ciclo y a partir del octavo día empieza a subir lentamente hasta el día catorce. Después de la ovulación, hay un fuerte aumento de la progesterona. Estas hormonas no solo determinan el ciclo menstrual de la mujer, sino que el estrógeno participa también en más de trescientos procesos en el organismo. Se encarga de que haya más energía en forma de grasa corporal, y también ayuda a la retención de líquidos. Asimismo, tiene un carácter proinflamatorio, término que significa literalmente 'para la inflamación'. Ello quiere decir que habrá más inflamaciones si hay demasiado estrógeno. Afortunadamente, este efecto es reprimido por la acción de la progesterona, que también tiene otras funciones además de regular el ciclo menstrual. Sobre todo en la segunda mitad del ciclo, la progesterona tiene un efecto sobre el sistema inmunitario. Si es necesario, puede conceder el paso a la semilla del hombre. En principio esta semilla no es reconocida como «buena»: es una amenaza, y el sistema inmunitario responde a ello. Por suerte, la progesterona contrarresta esta reacción para que sea posible un embarazo. El nivel de progesterona también es alto durante la gestación, por lo que nuestro organismo no ataca al feto. Esta hormona afecta incluso al cerebro: tiene un efecto de equilibrio que brinda calma y tranquilidad.

Si nos damos cuenta del funcionamiento de las hormonas femeninas, veremos que los cambios hormonales durante el ciclo menstrual afectan también a las encías. No se ha realizado mucha investigación al respecto; sin embargo, he podido encontrar algunos estudios. Por ejemplo, parece que las mujeres con encías sanas mostraron cambios insignificantes durante su ciclo. Pero, si ya sufrían de gingivitis, la cosa era distinta. Las mujeres con inflamaciones de las encías presentaban más actividad inflamatoria durante la ovulación y justo antes de la menstruación. La composición de la flora bucal apenas cambia durante el ciclo menstrual, de lo que podemos concluir que estos cambios visibles probablemente tienen que ver con las fluctuaciones hormonales y no con las bacterias bucales. Otro estudio mostraba los mismos resultados: el porcentaje de sangrado de encías es mayor durante la ovulación y la menstruación. Lo sorprendente es que estas mujeres ya sufrían gingivitis. También se encontraron más sustancias inflamatorias en las bolsas periodontales.

Hemos hablado de las hormonas femeninas, pero no hay que pensar que los hombres no segregan hormonas. Por supuesto que sí, pero su ritmo hormonal es muy distinto del de las mujeres. La producción de testosterona muestra de tres a cuatro cambios en una hora. No se trata de un cambio hormonal mensual, aunque la barba crece más rápido en un determinado período y también cambia la tolerancia al dolor. Se han realizado muchos estudios sobre la relación entre la testosterona y la parodontitis. En cualquier caso, existen dos estudios que indican un nexo entre los niveles reducidos de testosterona y la periodontitis crónica. Otros estudios señalan, por otro lado, que el nivel de testosterona es elevado en pacientes con parodontitis crónica. Así pues, hasta ahora no existe una evidencia clara de que los niveles bajos de testosterona tengan una relación con este problema bucal. Un hombre no tiene por qué temer que cuando su nivel de testosterona baje, vaya a desarrollar una enfermedad periodontal.

La fase siguiente

Y resulta que estás embarazada. Por supuesto quieres lo mejor para tu bebé. Prestas atención a lo que comes y te cuidas de hacer suficiente ejercicio, ya que has oído que tiene un efecto positivo en el embarazo. Sin embargo, no debes olvidar tu dentadura en este período tan especial de tu vida. Una boca saludable es de gran importancia para tu buena salud, especialmente si vas a dar a luz. Durante el embarazo ocurren muchos cambios. Y, aunque al principio no pueda apreciarse, en los tres primeros meses de gestación ya tienen lugar algunos cambios muy sutiles. La mayoría de las dolencias que suelen darse se presentan en estos tres primeros meses. Las náuseas matinales y, en ocasiones, también los vómitos son las molestias más conocidas. Más adelante puede aparecer el estreñimiento, debido a la reducción de la actividad intestinal. ¿Y qué ocurre en la boca durante el embarazo?

El dicho «cada hijo cuesta un diente» es bastante conocido, pero afortunadamente no es cierto. Ese dicho popular repetido por madres y abuelas es un mito. Sin embargo, estudios recientes indican que las mujeres con más hijos son, a menudo, las que pierden más dientes. En todo caso, lo más probable es que debido al embarazo puedan tenerse más problemas dentales. Por ejemplo, más riesgo de gingivitis. Y eso es lo último que queremos. La gingivitis, y en última instancia la periodontitis, deben prevenirse puesto que las encías inflamadas durante el embarazo pueden provocar un parto prematuro. Las hormonas son aquí un factor importante.

Durante el segundo trimestre del embarazo, la placenta se desarrolla como una verdadera fábrica hormonal. Esto se concreta en enormes concentraciones de progesterona y estrógenos. Ambas hormonas tienen su efecto en la boca. La producción de saliva puede verse afectada, con muy poca o demasiada saliva. La progesterona ocasiona que las encías pierdan parte de su función protectora, por lo que es más fácil que penetren sustancias nocivas en la mucosa oral, algo que no es conveniente durante el embarazo. Además, las encías se ven más rojas e hinchadas, y sangran más fácilmente. En ocasiones, se desarrolla de repente una gran inflamación, llamada granuloma. La gingivitis del embarazo aparece, normalmente, entre el segundo y el octavo mes de gestación, y puede llegar a su máximo apogeo en el tercer trimestre.

Los cambios hormonales no solo tienen un impacto en las encías, sino que también son responsables de un cambio bacteriano. Bajo la influencia del estrógeno, aumenta el número de bacterias que pueden causar problemas de encías. Una flora saludable es importante durante el embarazo. Protege a la madre y al bebé, las bacterias producen sustancias virales, incluidas las vitaminas. Así que presta en esta etapa especial atención a tu flora.

Como mujer embarazada corres más riesgos de desarrollar caries. En parte, esto es debido a un cambio en la dieta. Te apetece tomar más dulces, por lo que la dentadura se verá, más a menudo, expuesta a los azúcares, que son la fuente de nutrientes de las bacterias causantes de las caries. Por otro lado, debido a las náuseas matutinas, es posible que no puedas comer mucho de una sola vez. Así que eliges comer pequeñas cantidades varias veces al día. Por supuesto, no es necesario estar embarazada para ir picando todo el día. Cuando nos encontramos muy cansados, la necesidad de ir comiendo alguna cosa constantemente suele ser mayor. Naturalmente, todos podemos tener un período de fatiga extrema, y esta es precisamente una de las características del embarazo. El cansancio puede ser una desventaja para nuestra salud dental: si al final del día estamos extenuados, tenderemos a descuidar nuestra higiene bucal. Y una boca llena de placa y bacterias es la mejor manera de desarrollar caries.

Espero haberte convencido de pasarte el cepillo por la boca aunque te encuentres cansada. Por cierto, todavía hay una razón mucho más importante para cuidar bien de la dentadura si estás embarazada. La mala higiene bucal es perjudicial para el bebé. Si tienes una salud dental deficiente, tu hijo tendrá más posibilidades de sufrir caries en el futuro.

Quizás pienses que ya lo hemos comentado todo, pero no es así. El esmalte de tus dientes también se ve afectado durante el embarazo, especialmente en caso de náuseas y vómitos. El ácido del estómago que llega a la boca puede debilitar temporalmente el esmalte dental. No tengamos la tentación de cepillarnos los dientes inmediatamente después de haber vomitado. Para proteger el esmalte y evitar la erosión dental, es mejor esperar una media hora antes de proceder al cepillado. El esmalte tiene entonces tiempo de recuperarse después del ataque del ácido. Enjuagarse con agua sí que es recomendable.

Menopausia y posmenopausia

Desde la primera menstruación sabemos que un día terminarán los inconvenientes que el periodo comporta. ¡Qué alivio! Nunca más compresas, tampones o copas menstruales. Nunca más el síndrome premenstrual (SPM), con sus cambios de humor. ¡Qué bien! Pero antes de que esto suceda, todavía tendremos que pasar por la menopausia, y durante esta fase de la vida se producen muchos cambios hormonales. Como niña, naces con gran cantidad de óvulos. Una parte de ellos llegan a madurar durante el período fértil. Pero, con el paso del tiempo, las existencias van disminuyendo. Cuantos menos óvulos tengamos, más difícil será que se produzca la ovulación. Si ningún óvulo madura, caerá la producción de estrógeno y progesterona. Ya a partir de los treinta y cinco años, el ciclo empieza a cambiar. Puedes tener la menstruación, pero no tiene por qué haber habido ovulación. El período que sigue es llamado perimenopausia. Este es el período anterior a la última ovulación. El nivel de estrógeno comienza a fluctuar y hay una disminución de la progesterona, que provoca un desequilibrio entre ambas hormonas. Finalmente, se llega a un bajo nivel de progesterona. Este desequilibrio es responsable de las molestias que suelen presentarse, como migrañas, cambios de humor, menstruaciones muy fuertes y problemas de insomnio.

¿Cómo es posible que muchas mujeres en la etapa de la perimenopausia tengan también más problemas de encías? Ello tiene que ver con el cambio del nivel de progesterona. Como ya he indicado anteriormente, esta hormona tiene un efecto supresor sobre el sistema inmunitario celular. Precisamente debido a ello muchas mujeres tienen que lidiar con problemas de salud después de la menopausia. Si el sistema inmunitario no se ve frenado por la progesterona, puede actuar demasiado enérgicamente. Por lo tanto, ataca a sus propias células. Esta es la razón por la que las mujeres, en particular, desarrollan enfermedades autoinmunes con más facilidad. Si hay una deficiencia de progesterona, también se observa un mayor contenido de proteína C-reactiva. Esta proteína nos indica que hay más inflamaciones en el cuerpo. Todos estos factores combinados conducen a que las encías se inflamen con más rapidez. También durante la menopausia, muchas mujeres sufren del síndrome de ardor bucal

(SAB, ver la página 70). Esta dolencia se caracteriza por un hormigueo desagradable en la boca, que a veces se asocia con cambios en el sabor.

Como puedes ver, es de suma importancia tener una buena salud bucal, durante cada fase de la vida. ¡Solo de esta manera puedes mantener tu dentadura sana. Y una boca sana es el comienzo de una buena salud!

SEGUNDA PARTE

MANOS A LA OBRA

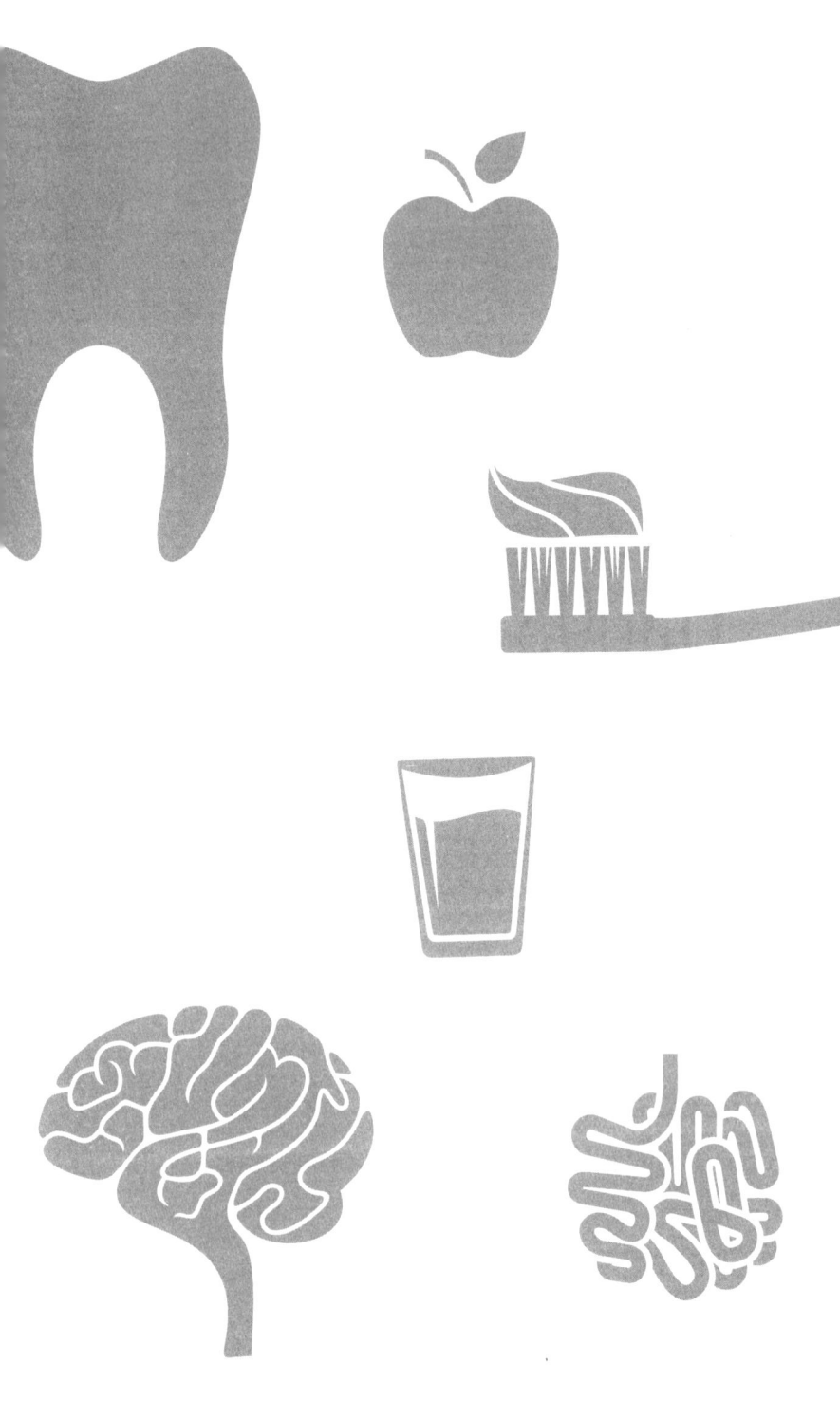

SUGERENCIAS

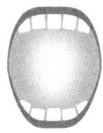

Ahora ya tienes una idea de la relación entre la boca y el resto del cuerpo, y sabes que tu salud oral está, en parte, en tus manos. Tu cuerpo es una hermosa interacción entre todo tipo de sistemas, que se comunican por medio de hormonas y neurotransmisores. Una boca saludable y un cuerpo en forma dependen de muchos factores, pero eso no altera el hecho de que nosotros mismos podemos ejercer una gran influencia en ello. Dado que la boca tiene una clara relación con la salud en general, cuando estoy efectuando un tratamiento concentro mi atención no solo en mejorar la higiene bucal, sino también otros factores que tienen que ver con el estilo de vida. Con los consejos que encontrarás en este libro, puedes lograr también muy buenos resultados. ¡Comienza con las sugerencias que siguen a continuación, y el resultado será un cuerpo sano con una sonrisa radiante y saludable!

- Sugerencia 1: Asegúrate de que tu boca esté limpia.
- Sugerencia 2: Abre los armarios de tu cocina.
- Sugerencia 3: Deja que tu boca respire.
- Sugerencia 4: Hidratación suficiente.

- Sugerencia 5: Sé amable con tus bacterias.
- Sugerencia 6: Alimenta a tu boca.
- Sugerencia 7: Evita sustancias dañinas.
- Sugerencia 8: Controla tus ansias de dulces.
- Sugerencia 9: Maneja tu estrés.
- Sugerencia 10: Duerme lo suficiente.

Con estas diez sugerencias ya tienes material para ponerte manos a la obra. Si las sigues todas, te darás cuenta de que tu salud bucal y tu salud en general mejoran considerablemente. Si quieres saber más sobre la influencia de la nutrición en la salud de tu boca, te recomiendo que leas mi libro *Eet je mond gezond* [Sana tu boca comiendo].

Te deseo mucha felicidad y salud.

Con cariño,

YVONNE

SUGERENCIA 1

ASEGÚRATE DE QUE TU BOCA ESTÉ LIMPIA

L a mayor parte de los problemas de la boca provienen de la propia cavidad oral. Son causados por las bacterias que la habitan. La manera más fácil de prevenir estos problemas o de romper este proceso es limpiar bien la dentadura. Y por una buena limpieza me refiero a cepillarse dos veces al día y realizar una vez al día una limpieza interdental (entre dientes y molares). Esto es a veces más fácil decirlo que hacerlo. Mientras cursaba mis estudios, creía que todo el mundo sabía cómo cepillarse los dientes correctamente. De acuerdo, entiendo que no todos usemos a diario hilo dental y palillitos interdentales. Por ello, pensé que no era extraño enseñarle a alguien cómo limpiarse interdentalmente, pero no creí que fuera necesario explicar cómo cepillarse de manera adecuada... Ahora sé que hay un grupo muy grande de personas que piensan que se cepillan bien, pero que aun así no consiguen que su boca quede libre de placa. A esto hay que añadir que hay muchas formas distintas de cepillarse los dientes. No es lo mismo cepillarse con un cepillo manual que con uno eléctrico, y además también hay una diferencia entre el uso de un cepillo de dientes rotativo y uno sónico. Podríamos pensar que después de haber explicado concienzudamente cómo funciona la técnica del cepillado, iba a quedar claro cómo cepillarse, pero nada más lejos de la realidad. Cuando en la siguiente consulta constato que todavía hay mucha placa dental en la boca, resulta que el cepillado se ha realizado de forma distinta a como yo lo expliqué en su momento. Posiblemente, ello se debe a que a muchas personas les da un poco de vergüenza que se les tenga que explicar cómo cepillarse y no prestan suficiente atención a mis instrucciones.

Si quieres conservar tus dientes sanos y radiantes, es importante efectuar un buen mantenimiento. Puedes hacerte todos los rellenos, coronas y revestimientos (protectores sobre los dientes) que quieras, pero si tu dentadura no está bien cuidada, es tirar el dinero. Quizás ahora te preguntes cómo debes cepillarte y si debes utilizar un cepillo eléctrico o uno manual. Si confiamos en los estudios que se han llevado a cabo, el cepillado eléctrico es mejor que el manual. Sin embargo, en la consulta veo regularmente personas que tienen una boca superlimpia y que solo usan un cepillo de dientes manual, por lo que estoy convencida de que la diferencia radica en el grado de atención que prestamos al cepillado. No importa qué tipo de cepillo utilizamos, si nos limpiamos los dientes con conciencia y atención plena. Muy bien, un consejo: usa un cepillo con un cabezal pequeño, puesto que así puedes llegar a todos los rincones de la boca, y no aprietes demasiado. Toma tu cepillo dental como si tomaras un bolígrafo, de modo que no ejerzas mucha fuerza.

Limpieza interdental

Después de haberte limpiado los dientes con toda tu atención, aún no estás listo. Con el cepillado limpiamos solo el 60 % de la dentadura, o sea, que no es una limpieza completa. Las partes que están a la vista son las que limpiamos con el cepillo, pero este no llega a los espacios que hay entre los dientes y entre los molares. La placa dental permanece también entre estos espacios. Y es una lástima que después de haberte tomado la molestia de cepillarte a conciencia, todavía queden restos de placa y de comida que pueden provocar inflamaciones y caries. Para que estos espacios interdentales queden bien limpios, lo mejor es usar un medio especial para ello. Y no, un enjuague bucal no los limpia. Tendremos que utilizar un hilo dental y palillos interdentales. Lo que usemos depende del espacio que hay entre los dientes. Para saber qué es lo más adecuado, puedes hacer dos cosas. Puedes ir a una tienda o a la farmacia y compras estos elementos, en diferentes tipos y tamaños, para probarlos después en casa. Los pruebas todos. Si hay alguno que no te va bien, puedes desecharlo inmediatamente, y si hay alguno que no te parece adecuado, tíralo a la basura. Finalmente, llegas a encontrar alguno con el que te sientes cómodo y con el que consigues una buena limpieza interdental. Aunque quizás esta no sea la forma más eficiente y barata. Otra opción es visitar a un higienista dental y solicitar una demostración de los diferentes medios. Así no tienes que gastar dinero comprando cosas que después tirarás, y también es mejor para el medioambiente. La limpieza de los espacios entre los dientes y los molares no tiene por qué hacerse necesariamente antes o después del cepillado, si bien ello sí se recomienda en el caso del hilo dental. Elige el momento del día que más te convenga.

Manos a la obra

Tienes todo lo que necesitas en casa —un cepillo de dientes y palillos interdentales—, y ha llegado la hora de utilizarlos. Pero ¿cuándo es el mejor momento? En cualquier caso, es importante cepillarse los dientes dos veces al día. Si es posible, después de cada comida. No pasa nada si lo haces después de diez minutos de haber comido. Tampoco si justo acabas de comerte una pieza de fruta. Ten en cuenta que para evitar el desgaste de la dentadura, es mucho más importante no estar todo el día picoteando. Esto se aplica, por cierto, también a la bebida. El esmalte se disuelve cada vez que tomas algo sólido o cuando bebes algo. Cuanto menos suceda esto, más fuertes se mantendrán tus dientes y molares. Una vez que han transcurrido tres meses en los que te has cepillado los dientes dos veces al día cuidadosamente, es el momento para un nuevo cepillo. Después de este periodo, las cerdas ya no se encuentran en un estado óptimo, por lo que queda más placa que cuando usamos un cepillo nuevo. Así que ya es hora de cambiarlo. Como es lógico, si utilizamos uno eléctrico solo necesitaremos reemplazar el cabezal del cepillo.

Aprender un nuevo hábito

Es hora de irse a la cama. Con pereza y esfuerzo te levantas del sofá y te preparas para pasar una buena noche de sueño. En realidad te sientes demasiado cansado para lavarte los dientes, pero aun así lo haces rápidamente. Junto al cepillo se encuentran el hilo y los palillos interdentales, pero no te apetece en absoluto usarlos. ¡Mañana será otro día!

El ritual de lavarse los dientes antes de acostarse está tan arraigado en nosotros que generalmente funciona aunque estemos cansados. Lo hemos estado haciendo desde la infancia. Pero aprender un nuevo hábito nos cuesta mucha energía. Y esta energía es, a menudo, difícil de encontrar cuando ya es tarde. Si no estamos acostumbrados a realizar esta actividad diariamente, puede resultar difícil adoptar este nuevo hábito. Y, desafortunadamente, solo podemos hablar de un comportamiento habitual si este se lleva a cabo como mínimo durante seis meses sin interrupción. Esto sucede también con el uso de los palillos interdentales. Pero, afortunadamente, aún hay esperanza. Con el siguiente consejo, seguro que vas a lograrlo.

ASÍ ES COMO FUNCIONA

Cómprate una bonita libreta en la que puedas anotar tu plan. Escribe lo que deseas conseguir. Por ejemplo, quieres usar un palillo una vez al día durante cuatro semanas. Anota después qué es lo que quieres conseguir con este comportamiento. ¿Por qué quieres utilizar un palillo diariamente? ¿Es porque te lo ha recomendado tu higienista bucal, o porque eres consciente de lo importante que es una boca sana para tu salud en general? Para que el proceso sea realista, también es bueno identificar los obstáculos que pueda haber, que los hay: una fiesta, acostarse tarde, estar enfermo, o lo que se te ocurra.

¿Ya lo has anotado todo? Ahora es el momento de trazar un buen plan. Para aprender un nuevo comportamiento de una manera fácil, lo puedes vincular a las rutinas de tu día a día. Algo que ocurra diariamente a la misma hora. De esta manera es mucho más fácil aprender un nuevo hábito. Por ejemplo, puedes utilizar el palillo en el momento en que leas tu correo electrónico. ¡Míralo como un nuevo desafío en tu vida y date una recompensa si lo logras!

Flúor

En un cepillo de dientes tiene que haber un poco de dentífrico, aunque no haya ninguna evidencia de que el dentífrico contribuya a una boca más limpia. Tampoco se trata de que el cabezal del cepillo esté totalmente cubierto por esta sustancia, de punta a punta. Con un poquito, del tamaño de un guisante, es más que suficiente. Y de esta manera, la pasta de dientes dura más tiempo.

Seguro que has oído que debemos usar, principalmente, dentífricos con flúor. También durante mis estudios de higienista bucal me enseñaron lo importante que es recomendar una pasta dental que contenga fluoruro. Cuando me preguntaban qué dentífrico era el mejor, mi respuesta era invariablemente: «Que contenga flúor. Y actualmente casi todos lo llevan, así que compre uno que le guste». Lo que no se menciona es que el flúor solo puede incorporarse al diente o a la muela cuando hay un punto débil. Si se tiene un principio de caries, entonces puede ser de utilidad. Pero, durante un estudio posterior, descubrí que demasiado flúor puede tener un efecto no deseado. Además, me di cuenta de que en el pasado no había usado pasta dental con flúor, y sin embargo, no tengo caries. Tomé de nuevo mis libros para investigar cómo funciona esto exactamente.

La parte visible del diente y del molar está cubierta con esmalte. Este esmalte se compone principalmente de hidroxiapatita de calcio y no de fluoruro. El flúor se puede incorporar al esmalte. Hace que este sea más duro, de manera que es mucho más resistente a las caries, la erosión o la abrasión (desgaste). De hecho, aproximadamente el 99 % del flúor del cuerpo se almacena en los huesos y los dientes. Cada vez que comemos o bebemos algo, el esmalte se disuelve. Esto se llama desmineralización. Afortunadamente, el esmalte vuelve a recuperarse (se remineraliza). Los componentes del esmalte disuelto se precipitarán de nuevo en él. La duración de este proceso depende de la acidez de los alimentos. Durante la fase de remineralización, el fluoruro también puede incorporarse al material dental. Para el proceso de reparación natural, se utiliza el fluoruro presente en el líquido de la placa bucal. No se sabe la cantidad de flúor que queda en la boca después de cepillarse. Así pues, ¿es el fluoruro la solución contra la aparición de caries?

Además de sus efectos positivos con respecto a la dureza de los dientes y molares, también tiene sus desventajas. Por ejemplo, el uso excesivo de flúor puede causar decoloración dental. Esto se denomina fluorosis y se caracteriza por manchas blancas en los dientes. En casos muy graves, las manchas pueden ser marrones y los dientes se debilitan. La fluorosis se presenta en particular en niños que ingieren demasiado flúor.

Además de la fluorosis dental, también tenemos fluorosis esquelética. Este es un trastorno óseo causado por la absorción de flúor. Es posible que la pasta dental, al igual que otras sustancias, sea absorbida por las membranas bucales. Entonces el flúor puede adherirse a otros minerales del cuerpo. Es pues probable que la ingesta de altas dosis de materiales que contengan flúor tenga un efecto adverso sobre, por ejemplo, la formación de hueso. La fluorosis esquelética se da principalmente en zonas en las que las aguas subterráneas contienen mucho flúor y las personas que allí viven se ven expuestas a estas altas dosis durante mucho tiempo, como es el caso de India y China.

También existe un estudio que concluye que los niños que viven en tales zonas tiene un cociente intelectual más bajo. Un exceso de flúor en el cuerpo debido a una sola sobredosis puede también provocar una reacción fuerte. Puede sufrirse diarrea, náuseas, transpiración y dolor abdominal. Especialmente los niños pequeños corren el riesgo de padecer sobredosis de flúor. Pero en última instancia, y esto se aplica a todas las sustancias: la dosis hace el veneno.

Así pues, el fluoruro puede ser bastante útil a la hora de mantener la dentadura, pero no tiene por qué tomarse necesariamente del dentífrico. El fluoruro se encuentra a menudo en la naturaleza. Lo tenemos de forma natural en cantidades mínimas de nuestra agua potable y lo encontramos también en el aire, las plantas, las rocas, el agua de mar, el pescado marino y el té. En principio, una taza de té negro al día proporciona suficiente flúor para un adulto.

¿Crees que para tu familia las desventajas del flúor superan a sus beneficios, y prefieres no usar flúor adicional? Piénsalo bien. En tal caso se impone un ajuste de tu estilo de vida. Eso significa comer alimentos saludables que contengan las vitaminas y los minerales adecuados, y descansar y relajarse lo suficiente, para estimular la buena función de las glándulas salivales. Además es de suma importancia reducir la frecuencia de las comidas. Come un máximo de tres comidas al día, y de forma esporádica, dos tentempiés.

SABÍAS QUE...

Fue después de la Segunda Guerra Mundial cuando se empezó a añadir flúor a la pasta dental.

SUGERENCIA 2

ABRE LOS ARMARIOS DE TU COCINA

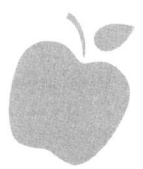

Limpiar bien los dientes y consumir la menor cantidad posible de azúcares son los primeros pasos para tener una boca sana. Además de los productos que podemos comprar en la farmacia o la droguería, podemos también abrir los armarios de la cocina. Tal vez tengas en casa algo que es bueno para tu salud bucal y que proviene de la naturaleza.

Enjuagarse con sal

Como complemento, puedes por ejemplo enjuagarte con agua con sal. Está demostrado que enjuagarse con agua salada puede ser muy útil cuando las encías se encuentran inflamadas. Su eficacia se atribuye a los muchos minerales y oligoelementos presentes en ella. Es conocida por ser desinfectante y curativa. Mi madre ya solía decir que si tienes una herida, debes darte un chapuzón en agua salada. La sal en la boca calma las encías inflamadas y ayuda a aliviar el dolor. Por otra parte, proporciona un aliento fresco y agradable. Puedes traerte el mar a casa, añadiendo sal marina gruesa a un vaso de agua.

Bicarbonato sódico

Otra sal que se utiliza para limpiar la dentadura es el bicarbonato sódico. Esta sal se disuelve con facilidad, por lo que apenas ocasiona daño a los tejidos de la boca. En altas concentraciones parece tener un efecto antibacteriano. Especialmente el *Streptococcus mutans* (que ocasiona caries) no resiste un medio con bicarbonato sódico, por lo que existen entonces menos posibilidades de formación de caries. La gran desventaja de esta sal es su sabor, que realmente no es muy apreciado. El bicarbonato de sodio se agrega a la pasta dentífrica ya que tiene una abrasividad relativamente baja. Es decir, no tiene un enorme efecto de pulido. En todo caso, yo no utilizaría cada día bicarbonato sódico para cepillarte los dientes. Primero, porque realmente no tiene buen sabor, y segundo, porque al utilizarlo solo, sí que es mucho más abrasivo que la pequeña cantidad que contiene la pasta dental. Por cierto, puedes utilizarlo como enjuague oral. Incorpora media cucharadita de bicarbonato sódico a medio vaso de agua y enjuágate la boca con ello.

Oil pulling

El *Oil pulling** es una técnica de enjuague bucal, que permite que el aceite circule por la boca de quince a veinte minutos. Este método para mejorar la salud oral se ha vuelto muy popular últimamente, a pesar de haber sido utilizado desde hace miles de años en la medicina ayurvédica tradicional. Actúa reduciendo la cantidad de bacterias dañinas en la boca, aquellas bacterias que causan enfermedades de las encías y caries. Un estudio publicado en 2014 demostró que después de tres semanas de aplicación diaria de *oil pulling*, ya se apreciaba una disminución de estas bacterias nocivas. En este estudio se utilizaron tres tipos distintos de aceite. Un grupo se enjuagó con aceite de sésamo, otro con aceite de oliva y el tercero usó aceite de coco. Las personas que estaban en el grupo de control usaron diariamente clorhexidina como enjuague. Después de tres semanas, la cantidad de placa había disminuido en todos los grupos, y la situación de las encías había mejorado. Otro estudio de 2011 analizó el efecto del *oil pulling* en las bacterias causantes del mal aliento. Este estudio se realizó con un grupo de adultos que efectuaba *oil pulling* con aceite de sésamo y otro que se enjuagó diariamente con clorhexidina. ¿Y cuál fue el resultado? Tanto el *oil pulling* con aceite de sésamo como el enjuague con clorhexidina tuvieron el mismo efecto sobre las bacterias que causan el mal aliento. A partir de esta

---

* Este ancestral método ayurvédico se analiza con todo detalle en el libro *Oil Pulling* del doctor Bruce Fife (Editorial Sirio, 2015). (N. de la E.)

investigación, podemos concluir que el *oil pulling* proporciona un aliento fresco.

Un estudio más reciente (2015) indica que el *oil pulling* con aceite de coco reduce la cantidad de placa bucal, lo que resulta en menos inflamaciones de encías (gingivitis). El efecto positivo del aceite de coco se atribuye a la grasa del ácido láurico, que tiene propiedades antiinflamatorias y antibacterianas. Una ventaja adicional del *oil pulling* es que blanquea los dientes. Sin embargo, esto nunca se ha investigado; por lo tanto, puedes experimentarlo tú mismo. Los aceites y las grasas tienen aún otra ventaja. Envuelven los dientes y los molares con una capa protectora, lo que ayuda a preservar la dentadura contra los ataques de los ácidos. Las investigaciones sobre el *oil pulling* son aún limitadas. Ello puede deberse al hecho de que la industria farmacéutica no obtendría muchos beneficios si aconsejara el enjuague bucal con un aceite natural. Un enjuague bucal procedente de una fábrica da más beneficios que algo que obtienes directamente de la naturaleza. A esto último no se le puede aplicar una patente.

Agua bucal de aloe vera

Me gustan las cosas naturales. ¿Por qué usamos remedios producidos industrialmente cuando tantas cosas buenas pueden encontrarse en la naturaleza? Las farmacéuticas también lo saben. Los medicamentos provienen originariamente de la naturaleza. Tomemos, por ejemplo, el aloe vera. Es una planta tropical conocida por su efecto medicinal, y por ello se añade a diversos productos. Contiene distintas vitaminas, entre otras vitamina A, C, E y B. También es rica en minerales como fósforo, magnesio, calcio, hierro, zinc, cobre, sodio y potasio. Y por si todo ello fuera poco, también contiene sustancias antiinflamatorias. Por ello, es utilizada para el tratamiento de, entre otras cosas, cortes, quemaduras y rasguños, pero también en artritis reumatoide y úlceras. El aloe vera no solo calma las heridas bucales, sino que también garantiza un valor de pH favorable en la cavidad oral. Esto es importante para mantener un ambiente bucal saludable. En 2016 se realizó un estudio para determinar el efecto del aloe vera con respecto a la clorhexidina. Se examinaron la cantidad de placa dental y la gingivitis. En ambos casos, la situación de la boca mejoró. La ventaja del aloe vera es que no tiene los efectos secundarios de la clorhexidina, que por ejemplo, puede afectar a las membranas mucosas, haciéndolas más sensibles. Además, con su uso prolongado el sabor disminuye, y si te miras en el espejo probablemente no vas a gustarte. Lo más probable es que sea visible un color amarronado en tus dientes. La única desventaja del aloe vera puede ser que, al igual que otros productos, puede provocar una reacción alérgica. Si deseas enjuagarte con aloe vera, no es necesario diluirlo, pero compra un producto con jugo cien por cien puro.

Enjuague con manzanilla

Actualmente, las hierbas y especias se consideran principalmente como condimentos, pero en la antigüedad se usaban también como medicina natural. Esto no es de extrañar ya que tanto las hierbas como las especias tienen principios activos muy curativos. Un ejemplo de ello es la manzanilla, una planta que se encuentra por todos los rincones de Europa. De la manzanilla seca se hace una infusión; además se ha utilizado durante miles de años por sus propiedades medicinales. El aceite de manzanilla tiene cualidades antiinflamatorias y, por lo tanto, se procesa en cremas. Enjuagarse la boca con manzanilla es también muy utilizado para reducir el riesgo de incidencia de infecciones.

Agua bucal de aceite de árbol de té

El aceite de árbol de té proviene del árbol *Melaleuca alternifolia*. Este árbol puede encontrarse en Australia, donde sus habitantes ya usaban sus hojas desde hace muchísimo tiempo, para tratar quemaduras y trastornos de la piel y para combatir infecciones. El aceite tiene un efecto de limpieza y desinfección, por lo que se utiliza para diversas dolencias. También puede usarse como enjuague bucal natural. Un estudio de 2014 concluye que enjuagarse con aceite de árbol de té puede reducir el sangrado de las encías. Deberemos escupir el aceite después del enjuague, pues el árbol de té tiene un fuerte efecto en las membranas mucosas.

Agua bucal de salvia

Otra planta que puedes usar como enjuague bucal es la salvia. Las infusiones de salvia ya se vienen preparando tradicionalmente para aliviar diversos males. Es antibacteriana y se utiliza para dolencias de garganta, tos, asma y faringitis. En 2015 se realizó un estudio con un enjuague bucal que contenía un 5 % de salvia, en el que participaron unas setenta niñas de once a catorce años. En él se observó que el agua bucal de salvia puede reducir la cantidad de *Streptococus mutans*, la bacteria causante de las caries. Solo necesitas un poco de tiempo para elaborarlo, pues la salvia debe hervir durante diez minutos. Depende pues de ti si te apetece hacerlo, cuando sabes que hay otras muchas maneras de mantener tu boca saludable.

Menta para un aliento fresco

La menta se utiliza con frecuencia en los dentífricos, así como en dulces, caramelos y también para hacer infusiones. El uso de esta planta es muy popular debido a su efecto refrescante. Para evitar el mal aliento, mascamos un chicle con sabor a menta o tomamos un caramelo de menta. Pero el mal olor no desaparece. La menta solo lo enmascara durante un par de horas. No sabemos mucho acerca del efecto antibacteriano de esta planta, pero tiene realmente un efecto medicinal. Aunque piénsatelo antes de tomar esa pastillita de menta, pues está compuesta en un 99,9 % de azúcar y contiene solo un 0,1 % de aceite de menta, por lo que en este caso no podemos atribuirle un efecto medicinal. Este caramelo es pues, al contrario, perjudicial para la dentadura. Lo que sí puedes hacer es beber una infusión de esta planta, o simplemente masticar hojas de menta. Ello encubre el mal olor y además tiene también un efecto antibacteriano. De ahora en adelante, bebe una infusión de menta después de comer en lugar del caramelo. Un beneficio adicional de tomar menta después de las comidas es que estimula la digestión.

Cúrcuma

Tenemos también una especia de la que últimamente se está hablando mucho, la cúrcuma o azafrán indio. Se trata de la raíz de la *Curcuma longa*, una planta tropical de la familia del jengibre. En la India se ha venido utilizando como colorante desde la antigüedad, empleándose en la gastronomía, o para dar un color amarillo intenso a la piel o las telas. En los Estados Unidos se usa principalmente en la mostaza y es uno de los componentes principales del famoso curri en polvo. Para poder utilizar las raices, primero se cuecen al vapor o se hierven para después secarlas al sol. El ingrediente activo de la cúrcuma es la curcumina. Este es el pigmento de la raíz, que tiene propiedades antimicrobianas e inmunoestimulantes. Si tienes problemas de sangrado de encías e inflamación, como gingivitis y periodontitis, puedes beneficiarte de este efecto antiinflamatorio y antibacteriano. Un pequeño estudio realizado en 2015 sugiere que el gel de cúrcuma es efectivo contra la placa dental, y que puede también prevenir la gingivitis. La cúrcuma tiene un pigmento amarillo, y sus efectos en la dentadura después de un uso prolongado son todavía desconocidos.

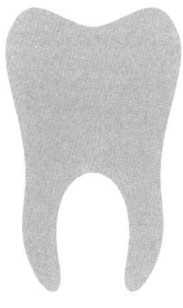

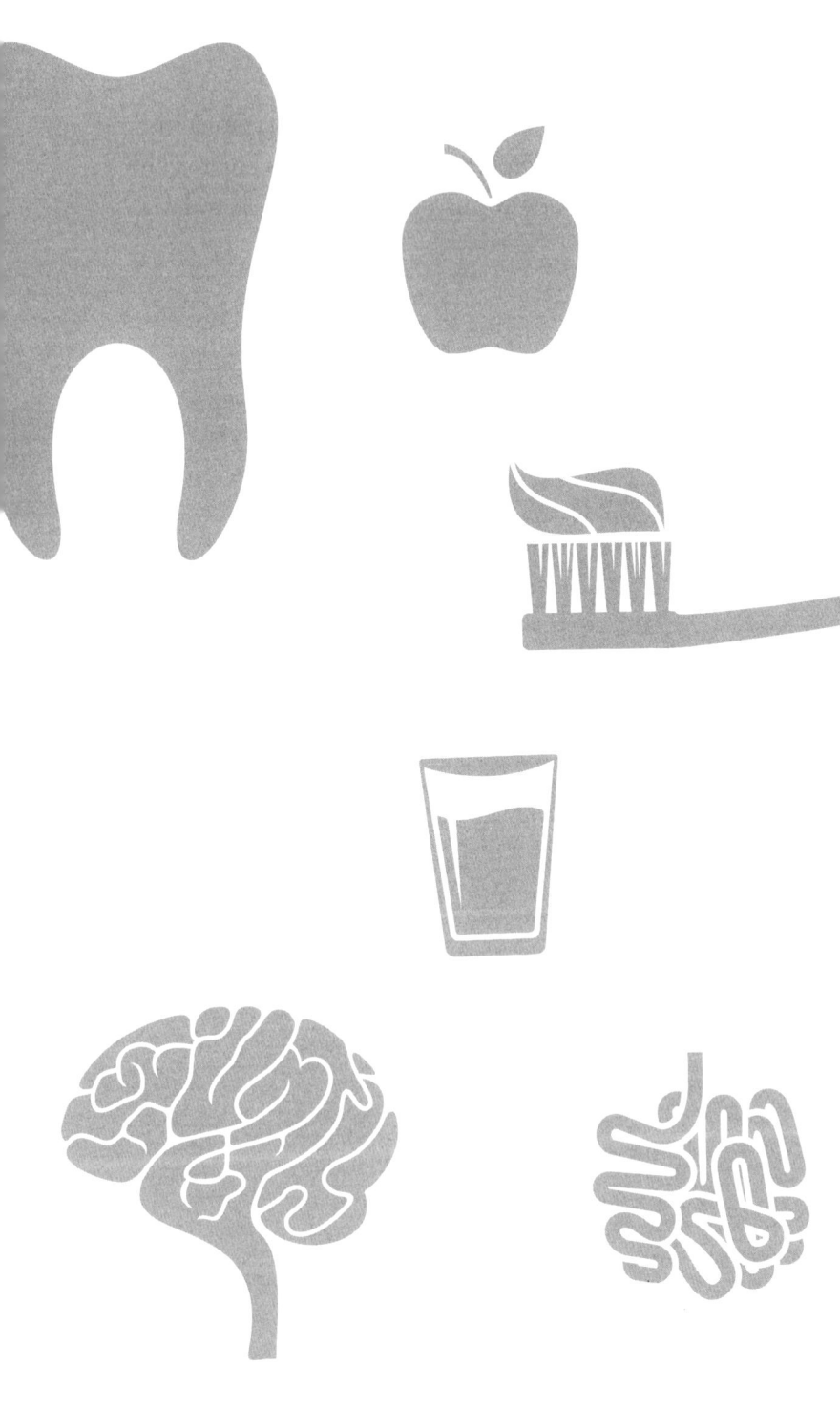

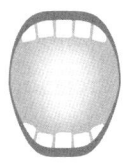

SUGERENCIA 3

DEJA QUE TU BOCA RESPIRE

En la naturaleza podemos encontrar muchas sustancias que tienen una influencia positiva en nuestra salud. La más importante de todas ellas es el oxígeno. Es de vital importancia y no podemos prescindir de él. Tampoco nuestra boca. A mi entender, el oxígeno es fundamental para gozar de una boca sana y una buena salud en general. Y no solamente proporciona energía a todas nuestras células, sino que hace mucho más.

El oxígeno en tu cuerpo

El oxígeno que respiramos es necesario para quemar moléculas como proteínas, grasas y carbohidratos, de modo que produzcan energía. Tu cerebro, tus músculos y todos tus órganos necesitan de esta energía para funcionar. También las membranas mucosas de la boca se benefician cuando tienen suficiente oxígeno, ya que ¿cómo puede curarse una herida oral o una inflamación si no disponemos de energía? Sería algo realmente difícil. El oxígeno aumenta la producción de nuevas células que después se dividirán y multiplicarán. Ello es la base para la creación de nuevos tejidos. El oxígeno también es necesario para la producción de colágeno. El colágeno es el componente más importante de la piel y de las membranas mucosas. Aporta firmeza y elasticidad. Para restaurar los tejidos se forman nuevos vasos sanguíneos. La calidad, cantidad y rapidez con las que se da este proceso depende de una buena concentración de oxígeno. Incluso la transmisión de señales para desarrollar nuevas células está estimulada por el oxígeno. Por otro lado, el sistema inmunitario necesita oxígeno para su buen funcionamiento. Debido a todas estas cualidades positivas de la sustancia más barata de la Tierra, el «oxígeno activo» se ha venido utilizando en la medicina desde hace más de cien años. El oxígeno activo proviene de una fuente distinta del oxígeno que se encuentra en el aire, por ejemplo, de la miel. En los hospitales usan oxígeno activo debido a su acción antiséptica. También se utiliza cada vez con más frecuencia en la práctica dental. Esto no tiene solo que ver con su efecto curativo; el medio bucal (la flora y la fauna de la boca) se beneficia asimismo de tener suficiente oxígeno.

Tu flora y el oxígeno

En la boca tenemos bacterias aerobias y anaerobias. Aeróbico (aerobias) significa que estas bacterias necesitan oxígeno para sobrevivir. Las bacterias anaerobias no lo necesitan. Podemos distinguir dos tipos de bacterias anaerobias. Un tipo puede vivir con o sin oxígeno, mientras que para el otro –la anaeróbica obligada– el oxígeno es simplemente tóxico y no puede sobrevivir en un ambiente rico en oxígeno. Si la concentración de este en la boca aumenta, entonces estas bacterias tienen un problema. La cantidad de ellas que tenemos en la boca depende de la concentración de oxígeno. Lo bueno es que, especialmente a los paropatógenos (las bacterias causantes de problemas en las encías) no les gusta el oxígeno. Imagina que por un momento no puedes respirar, eso no es nada agradable y no puedes aguantar mucho tiempo. Lo contrario ocurre con los paropatógenos. Simplemente no pueden sobrevivir en un ambiente rico en oxígeno. Las bacterias que causan el mal aliento son a menudo anaeróbicas. Para combatir el mal aliento podemos usar oxígeno. Así pues, ¿se trata solo de respirar por la boca? Bueno, esto no es ciertamente una buena idea, pues tiene un efecto negativo en la salud oral y la salud en general. Hace que tu boca se seque, por lo que se forma sarro con más rapidez.

¿Cómo obtener suficiente oxígeno?

La forma más rápida de oxigenar tu cuerpo es respirando. En la sugerencia número nueve te contaré más sobre esto (ver la página 209). El aire más puro nos proporciona más oxígeno. Abre las ventanas y las puertas con más frecuencia para que pueda entrar aire fresco en tu casa. Las plantas también purifican el aire, ya que absorben el dióxido de carbono (como el aire que espiramos) y lo convierten en oxígeno, algo que podemos utilizar en nuestro beneficio. ¿Quieres experimentar las ventajas de más oxígeno? Asegúrate de tener muchas plantas en casa y sal a caminar con frecuencia por el parque o el bosque. Esto además comporta muchos otros beneficios, pero no voy a hablar de ello ahora.

¿Sabes, por cierto, que puedes aumentar fácilmente el nivel de oxígeno en tu sangre? Efectivamente, haciendo ejercicio al aire libre y también bebiendo agua. La molécula de agua está compuesta por dos átomos de hidrógeno y uno de oxígeno (H_2O). Ambos nos aportan más energía. ¿Y qué es lo que hacía el oxígeno? Ah sí, es necesario para proporcionar energía a nuestras células. También encontramos oxígeno en los alimentos. Los alimentos naturales, especialmente las verduras como las coles, el brócoli y el apio, son muy ricos en oxígeno y pueden darle a tu cuerpo ese impulso que necesita. Actualmente, podemos encontrar cada día más productos para el cuidado bucal basados en oxígeno activo. Puedes usarlos para ayudar a que tu flora oral trabaje correctamente.

SUGERENCIA 4

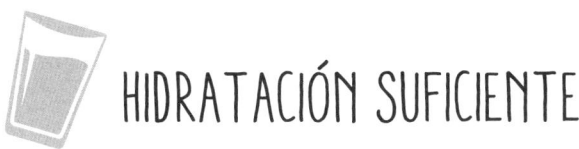

HIDRATACIÓN SUFICIENTE

Suena el despertador, pero te encuentras tan a gusto en la cama. Presionas el botón para quedarte un poquitín más. Entonces sientes un golpecito en tu costado. Tu pareja te despierta. Cuando se acerca un poco más, estás inmediatamente despierta. ¡Qué aliento más terrible! Bah. Un mal olor de boca por la mañana es algo muy común. Menos mal que un vaso de agua puede hacer maravillas. Proporcionar a tu cuerpo la hidratación suficiente es, sea como sea, una muy buena idea, ya que es necesaria para su buen funcionamiento.

¿Sabes que te compones de más de un 60 % de agua? Quizás no lo dirías, pero la humedad es un elemento básico de los dientes, las membranas mucosas y el hueso de la mandíbula. De este 60 %, cada día se pierde un poquito: cuando nos sentamos en el inodoro, se evapora con el sudor a través de la piel y también al espirar perdemos algo de humedad. Y, por supuesto, tendremos que recuperar todo lo que hemos perdido. Esto no solo ayuda a evitar un mal aliento matutino, pues al beber un vaso de agua las membranas mucosas de la boca se humedecen, y el agua también estimula la producción de saliva, que necesitas entre otras cosas para digerir tus alimentos. Como ya has podido leer antes, se crea automáticamente más saliva cuando pensamos en comida, la olemos o la vemos. Es algo que está regulado por el sistema nervioso autónomo. Si estamos tensos, la boca se nos seca un poco, y esto también está regulado por el sistema nervioso autónomo. La saliva se compone principalmente de agua; así pues, su producción está influenciada, entre otras cosas, por lo que bebemos en un día. El buen funcionamiento de las glándulas salivales y si estas producen saliva en el momento adecuado también depende de otros factores como el estrés, lo que ingerimos diariamente y una masticación correcta. Asimismo la escasez de la hormona femenina estrógeno se asocia con la boca seca. Por otro lado, esto también puede darse en la enfermedad de Sjögren.

Tanto la humedad como el agua hacen mucho más. Por ejemplo, ayudan a maximizar el rendimiento físico. Una vez escribí un artículo sobre beber una gran cantidad de agua de una vez. Hacía una comparación con los animales que también beben mucho de golpe en lugar de un sorbo cada cinco minutos. En respuesta a este artículo recibí el comentario de que esta es una comparación extraña. Sin embargo, sé que en el mundo del deporte de élite se aconseja beber una gran cantidad de agua antes de una competición, en este caso un partido de fútbol. Para los deportistas no es extraño perder del 6 al 10 % de su peso en líquido. La deshidratación ya puede tener un efecto notable si solo se pierde un 2 % de peso corporal en líquido. La escasez de líquido puede repercutir en una menor motivación, aumento de la fatiga y agotamiento físico. Esto no nos ha de sorprender, si sabemos que los músculos se componen de agua en casi un 80 %. La deshidratación leve también puede afectar al estado de ánimo. Si no bebes lo suficiente te pones de mal humor. Tal vez beber un vaso de agua al levantarte sea una forma de tener menos mal humor por las mañanas. ¡Matas dos pájaros de un tiro! Nada de mal aliento y muy buen estado de ánimo. Además de que beber agua mejora significativamente tu estado anímico, tu cerebro también te lo agradecerá, pues mejora la memoria y la concentración.

Ya he comentado la importancia de una buena función intestinal. Nos indica si nuestros intestinos trabajan adecuadamente, y la salud está en los intestinos, ¿verdad? Si sufrimos de estreñimiento, es importante averiguar de dónde viene. ¿Cómo puede ser que no puedas ir de vientre todos los días? Quizás sea porque simplemente no bebes suficiente agua. Por lo tanto, primero trata de beber más de dos vasos de agua al día. Tu salud intestinal también tiene que ver con cómo te sientes o cómo funciona tu cerebro. Si sufres de mucho dolor de cabeza o de migraña, también puede ser a causa de la deshidratación. Por supuesto, esta no es la única causa del dolor de cabeza, pero ciertamente juega un papel importante. Y esto no es todo. Una buena hidratación ayuda a prevenir una resaca después de una noche de fiesta con demasiado alcohol. Y si quieres adelgazar, unos vasos de agua antes de comer se encargarán de que comas menos.

¿Cuánta agua debemos beber?

Ahora que hemos visto lo importante que es la hidratación, probablemente te preguntes la cantidad de líquido que necesitas. No puedo decírtelo exactamente, pues depende de diferentes factores. En un día caluroso necesitas estar más hidratado que cuando hace frío; también cuando realizas ejercicio físico necesitas más agua. Por regla general, las mujeres precisan aproximadamente 2,7 litros de líquido al día, y los hombres 3,2. Por suerte, no es necesario beber cantidades extremas para llegar a estos baremos. De 1,5 a 2 litros es suficiente; el resto podemos obtenerlo de los alimentos. Las verduras y las frutas son muy buenos proveedores de líquido, ya que contienen aproximadamente un 80 % de agua. Una sandía está formada en un 92 % por agua, los melones en un 90 % y los melocotones en un 89 %. Pero también las verduras son ricas en agua. El pepino es quizás, con un 95 %, la verdura que más agua contiene. Y no subestimemos las variedades de pimientos y coles, con un 92 %.

El color de la orina puede ser un buen indicador de si estás tomando suficiente líquido. Si es de color oscuro, entonces probablemente no hayas bebido lo suficiente (aunque esto puede ser debido también a otras causas). Sin embargo, el mejor indicador proviene de nuestro cuerpo, la conocida sensación de sed. Lamentablemente, muchas veces ignoramos esta señal por comodidad y no siempre le prestamos la atención que se debe. Tal vez sea aconsejable que te acostumbres a beber mucho de golpe. Si te va bien, es recomendable beber una mayor cantidad, por ejemplo dos vasos de una vez. Esto es mejor para el cuerpo, y no estás todo el día pendiente de ir bebiendo a cada rato. No bebas demasiado durante las comidas, ya que entonces disminuye el funcionamiento de las enzimas digestivas. Es preferible beber antes de comer o esperar a que hayas terminado.

¿Qué es lo mejor para beber?

Todas las bebidas cuentan para obtener suficiente líquido. Aunque el café y el alcohol también cuentan, no es aconsejable tomarlos sin ninguna limitación. Estas bebidas contienen sustancias que influyen negativamente en otros procesos corporales. El agua es la fuente más importante para la hidratación de nuestro cuerpo. Nuestros antepasados ya la usaban para calmar la sed. Quizás te preguntes si existe alguna diferencia entre el agua del grifo, el agua de manantial y el agua mineral. Sí que hay diferencias: el agua mineral solo puede denominarse así si se conoce su composición exacta, mientras que no es necesario con el agua de manantial. Los requisitos para el agua del grifo son aún más estrictos. En algunos países, la calidad del agua del grifo es tan alta que no es necesario beber otro tipo de agua. Además es mucho más barato y mejor para el medioambiente, ya que no se precisa embalaje. En resumen, la mejor manera de proporcionar hidratación al cuerpo es beber agua y comer muchas verduras y frutas. Y ello no tiene por qué ser aburrido en absoluto.

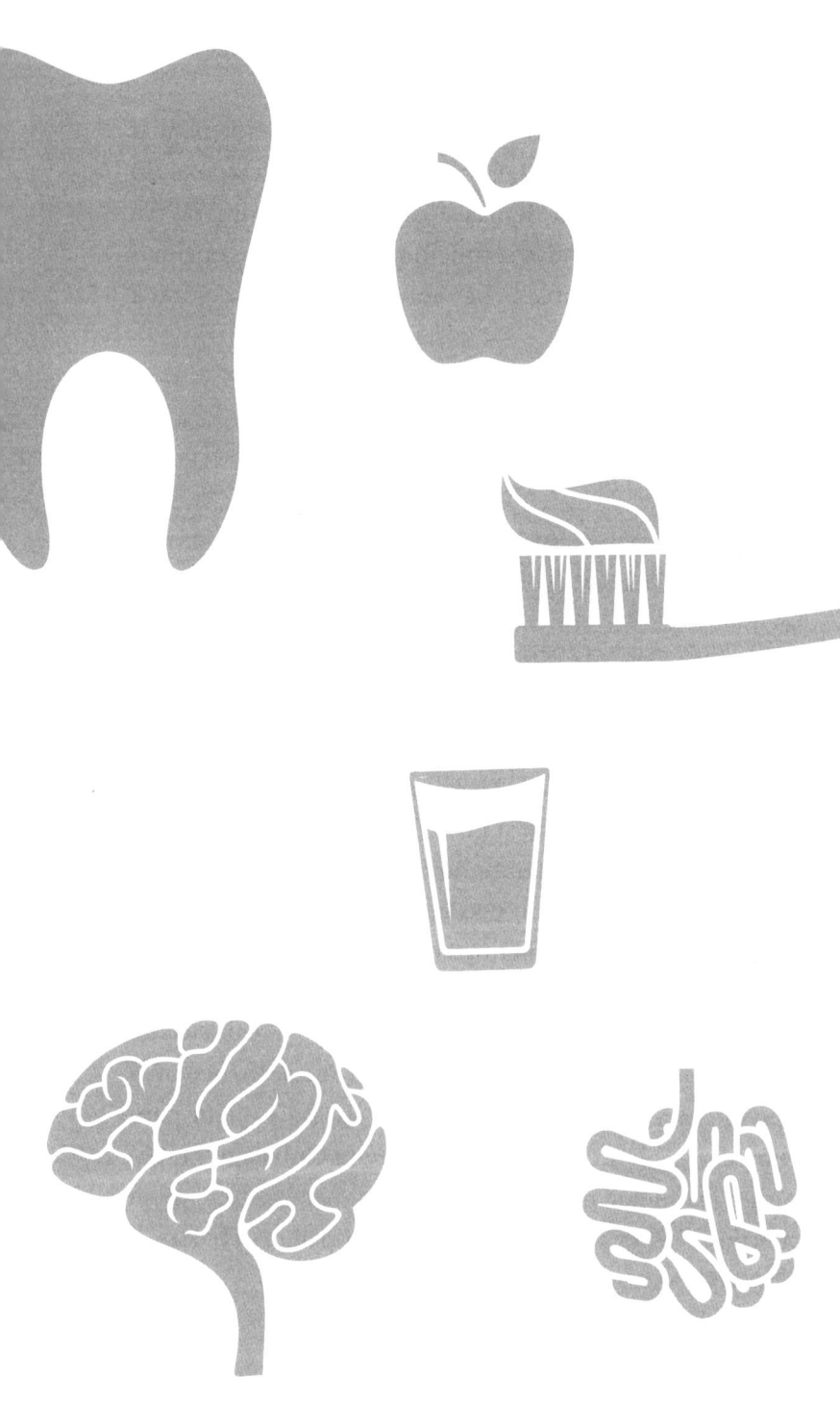

SUGERENCIA 5

SÉ AMABLE CON TUS BACTERIAS

Has podido leer que una boca y una flora intestinal sanas son esenciales para una buena salud. No solo tu boca se beneficia de una correcta combinación entre bacterias beneficiosas y nocivas: todo tu cuerpo te lo agradecerá. Ya he comentado ampliamente los beneficios de una flora saludable. El hecho de que las bacterias bucales y las intestinales sean tan importantes se debe a que el tracto digestivo y una gran parte del sistema inmunitario se encuentran en este trayecto. Cada parte del cuerpo tiene su propia flora microbiana. Y para mantenerla necesitas la alimentación adecuada. Pero ¿de qué se alimentan estas bacterias? Pues se nutren de aquello que te llevas a la boca. Si sabes lo que las bacterias quieren comer —y por supuesto, me refiero a las bacterias beneficiosas—, entonces es muy fácil apoyarlas. La principal fuente de alimento para una flora saludable son las fibras, que te procuran energía. Estas fibras no te proporcionan nutrientes y tampoco pueden ser digeridas en el intestino delgado, pero tu flora las utiliza como alimento. Además, nos ofrecen una sensación de saciedad.

Distinguimos dos tipos de fibras: las fermentables (solubles) y las no fermentables (insolubles). A las fibras fermentables se las llama también prebióticos y tienen un efecto directo en la composición de la flora. Se encuentran principalmente en las frutas y las verduras. Absorben agua y a menudo son muy solubles. Las bacterias patógenas, causantes de enfermedades, se alimentan de alimentos ricos en azúcar y almidones y no pueden (o apenas pueden) digerir los prebióticos. Por lo tanto, nuestra dieta determina qué microbiota creamos. En realidad es muy fácil cambiar tu flora; solo tienes que comer de manera diferente. Una dieta con muchos prebióticos proporciona un impulso a las bacterias beneficiosas ayudándolas a crecer. Pensemos en los cereales —especialmente conocidos por su fibra—, las verduras y las frutas. Estas últimas son aún una fuente más eficiente de fibra alimentaria: proporcionan de dos a ocho veces más fibra, con la misma cantidad de calorías. Los prebióticos más valiosos se encuentran en los alimentos de la familia de las compuestas y en las plantas parecidas a los lirios. Las compuestas incluyen la lechuga, la endivia, la achicoria, la escorzonera y la alcachofa, y las plantas tipo liliáceas incluyen la cebolla, el puerro, los espárragos y el ajo. Quizás ya te has dado cuenta, son todas ellas verduras de olor fuerte. Las fibras no solo son alimento para las bacterias, también las necesitamos para evacuar correctamente y ayudan a prevenir la diabetes, el sobrepeso y el cáncer de colon. Gracias a ellas, debes masticar mejor los alimentos, por lo que se crea más saliva. Y ello es beneficioso para combatir las caries. Así pues, aquí tienes razones más que suficientes para llenar tu plato con verduras y comer más fruta.

Las verduras y las frutas son también muy útiles por otras razones muy diferentes. Aparte de ser importantes fuentes de fibra, los alimentos vegetales contienen también muchas vitaminas, minerales y polifenoles esenciales. Los polifenoles son sustancias vegetales que son digeridas por las bacterias intestinales. Pueden influir muy positivamente en nuestra salud y nos ofrecen muchos beneficios, como una presión arterial más baja, menos inflamaciones, niveles más bajos de colesterol y una reducción del estrés oxidativo. El estrés oxidativo es un estado metabólico en el que se liberan más compuestos de oxígeno de lo habitual, lo que significa que ciertas sustancias que entran en el cuerpo reaccionan con el oxígeno, produciendo los llamados radicales libres, que pueden atacar a las células y cambiar su estructura, lo que no nos conviene en absoluto. Resumiendo, los polifenoles tienen efectos muy positivos para la salud del organismo.

Evidentemente, si te preocupas de cuidar tu flora intestinal, no quieres que las bacterias nocivas aumenten. A estas les encantan los azúcares refinados y los almidones que podemos encontrar en productos procesados, como pasteles y bollería, patatas, arroz y pasta. Además, también deben tenerse en cuenta los zumos de frutas y la miel. Se trata básicamente de productos que contienen azúcares y que no tienen fibras. Por lo tanto, trata de evitarlos tanto como te sea posible para así estimular un buen medio en el que puedan crecer bacterias saludables.

Probióticos

¿No tienes la suerte de tener una flora intestinal predominantemente saludable porque naciste por cesárea (ver también la página 73)? ¿O tal vez solo tomaste biberón cuando eras un bebé? Estas son dos razones para echarle una mano a tu microbiota. Cada parte del cuerpo tiene su propia flora microbiana que se forma desde el nacimiento. Una flora saludable consiste en un buen equilibrio entre una flora microbiana protectora y una flora microbiana patógena. Una gran cantidad de *Streptococcus mutans* (la bacteria de la placa) es la causante de caries, y los patógenos pueden provocar periodontitis. Pero, afortunadamente, en la actualidad podemos ayudar a nuestra flora con probióticos. Este término proviene del latín y el griego. *Pro* significa en latín 'para' y *bios* significa 'vida' en griego, lo que quiere decir 'a favor de la vida'. Los probióticos son microorganismos vivos que tienen un efecto positivo en quien los toma. Se encuentran en los alimentos, pero también los tenemos en suplementos nutricionales. Cuando los probióticos procedentes de un suplemento entran en contacto con la humedad, las bacterias cobran vida. ¿Tenemos que tomar suplementos para favorecer una flora bucal saludable? Te diría que sí y que no, pues en principio soy partidaria de tratar los problemas con la nutrición, y especialmente los alimentos fermentados son una buena fuente de probióticos.

Alimentos fermentados

Las investigaciones han demostrado que la ingesta regular de alimentos fermentados contribuye a mejorar la salud, y ello tiene sus buenas razones. La fermentación se lleva a cabo bajo la influencia de microorganismos. Estas bacterias y levaduras entran después en el tracto gastrointestinal y tienen un efecto probiótico, estimulando el crecimiento de una flora intestinal saludable, por lo que pueden influir positivamente en nuestra salud.

Los alimentos fermentados ya existían en la antigüedad. Los vegetales se conservaban para que pudieran ser consumidos más adelante. Durante este proceso de conservación se producía la fermentación. Actualmente, esta antigua forma de conservar los alimentos ya no es necesaria, puesto que disponemos de refrigeradores y congeladores en casa. Por otro lado, se cultiva y recolecta prácticamente durante todo el año, por lo que no estamos supeditados a los productos de temporada. Lo que ahora conocemos como alimentos fermentados son, entre otros, el yogur, el chucrut, el pan de masa fermentada y el queso viejo. ¡Todo muy sabroso y también saludable! La fermentación tiene múltiples beneficios. Hace que el sabor, la apariencia y la textura de los alimentos cambie. Las bacterias u hongos (incluidas las levaduras) hacen que sean más digeribles, por lo que los nutrientes pueden absorberse mejor. El valor nutricional aumenta, ya que se producen nuevas sustancias como vitaminas, antimicrobianos, ácidos orgánicos, etanol y elementos que destruyen las bacterias. Las bacterias del ácido láctico que se

LA SALUD COMIENZA EN TU BOCA

utilizan para la fermentación pueden convertir los flavonoides en sustancias biológicamente activas. Estas pueden tener efectos que favorecen la salud y actuar como antioxidantes. Algunas bacterias incluso pueden formar vitaminas B a partir de sustancias no similares a ellas.

Los alimentos fermentados pueden tener también propiedades inmunomoduladoras. Es decir, que ayudan a regular y apoyar el sistema inmunitario. Debido al proceso de fermentación, los alimentos tienen una vida útil más larga, y esto garantiza que las bacterias patógenas tengan menos posibilidades de crecer, además del efecto positivo en la reducción de su número. Una de las especies de bacterias beneficiosas que encontramos en los fermentados es el lactobacilo. Especialmente, el *Lactobacillus reuteri* tiene un efecto positivo en el crecimiento de una flora saludable, y esto puede ayudar a restablecer el equilibrio de la microbiota oral.

Alimentos probióticos

¿Qué alimentos podrías usar como probióticos? Algunos ejemplos son el kéfir, la kombucha, el *tempeh* y la salsa de soja, así como los ya citados yogur, queso viejo, cerveza y vino tinto. Estos últimos son familiares para nosotros, pero ¿qué es el kéfir? El kéfir es una bebida de leche líquida espesa, que se crea por fermentación utilizando diferentes cepas de bacterias y levaduras. Estas cepas bacterianas y levaduras también se pueden usar para hacer una bebida a base de agua. La kombucha es parecida al kéfir y está hecha de té negro o verde, agua, vinagre de manzana y el hongo kombucha, si bien este no es realmente un hongo, sino que se trata de una comunidad de bacterias y levaduras que conviven en simbiosis, las llamadas SCOBY (*Symbiotic Culture Of Bacteria and Yeast*) y, como último ingrediente, azúcar. Sí, lo has leído bien, azúcar. Pero ¿el azúcar no es malo para la salud? Lo bueno de estas bebidas es que las bacterias y las levaduras usan azúcar para crecer. Por lo tanto, el azúcar se consume durante el proceso de fermentación, después de lo cual se convierte en ácidos, levaduras, enzimas y vitaminas B y C. Presta buena atención si decides comenzar a hacer tú mismo estas bebidas saludables. Es posible que en bebidas caseras se produzcan mohos que generen micotoxinas, que son sustancias tóxicas. Y naturalmente, esto no es lo que quieres.

¿Qué hacen los probióticos por tu boca?

Hoy en día existen muchos suplementos con probióticos en el mercado. Los probióticos parecen tener un efecto positivo en la profundidad de las bolsas periodontales. También la inflamación de las encías parece disminuir con su uso. Si estás pensando usar probióticos, es prudente observar detenidamente tu dieta. Puedes tomarlos en forma de polvo o suplemento, pero las bacterias deben mantenerse, y eso se consigue sobre todo con la alimentación y un estilo de vida saludable. Si no ajustamos la dieta y comemos muy pocas fibras y muchos productos refinados, el efecto de un suplemento de probióticos será de corta duración.

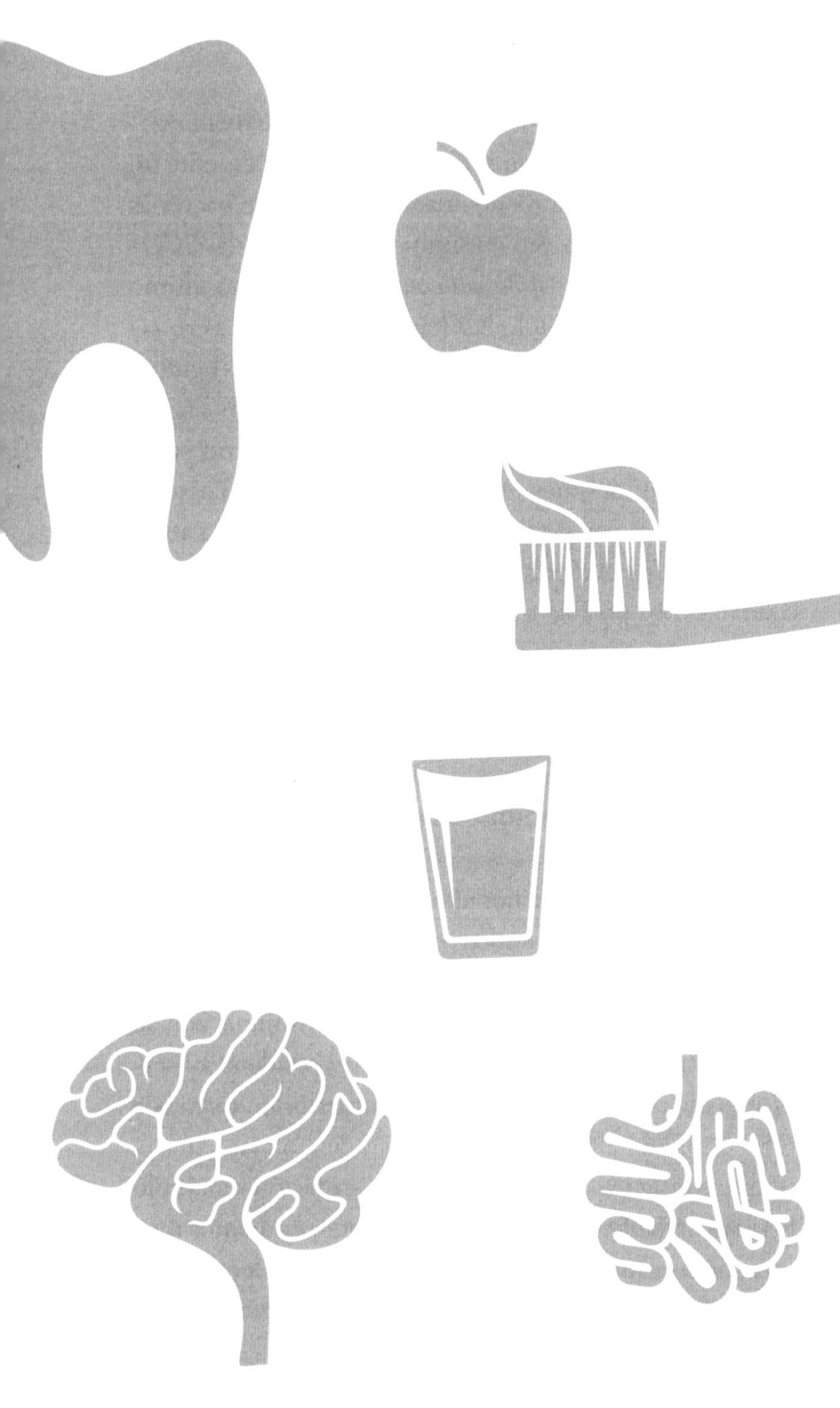

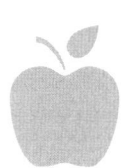

SUGERENCIA 6

ALIMENTA A TU BOCA

Que no podemos sobrevivir sin comida no es ninguna novedad. Pero ¿sabías que ningún proceso del cuerpo puede funcionar sin los nutrientes adecuados? La tarea más conocida de los alimentos es la de proveernos de energía, pero los nutrientes también son necesarios para construir todos nuestros tejidos. Así pues los tejidos bucales necesitan estas sustancias para la preservación de los dientes, los molares y la mucosa oral. Todos los tejidos están formados por células. Estas consisten en proteínas, compuestas a partir de aminoácidos que sirven como materiales de construcción para las células, las hormonas y los neurotransmisores. Cada célula tiene una pared de ácidos grasos, que mantienen esta pared celular flexible y desempeñan un importante papel durante los procesos inflamatorios, como veremos a continuación. Por otro lado, en el cuerpo se dan muchos procesos para los que se utilizan vitaminas y minerales. Para mantener tus membranas mucosas saludables, necesitas también, además de proteínas, vitamina C y zinc. Los nutrientes se utilizan incluso en la recuperación de caries, inflamaciones de las encías y heridas como úlceras bucales.

Comer no es solo algo funcional, también se trata de una actividad social. Disfrutamos de una deliciosa cena sentados alrededor de una gran mesa junto con nuestros amigos y familiares. Normalmente no nos paramos a pensar que todo lo que nos llevamos a la boca tiene un objetivo, y este es la preservación de nuestro cuerpo.

La variedad es la clave

Comer de forma variada es quizás la clave para tener una dentadura sana y una buena salud en general. La variedad es importante para obtener todos los nutrientes que el cuerpo necesita para cuidarnos. Sin embargo, algunos de ellos son más importantes que otros. Estas sustancias se denominan nutrientes esenciales: son sustancias que el cuerpo necesita para su mantenimiento, pero que no puede generar por sí mismo. Las proteínas son, por ejemplo, esenciales. Y algunas de ellas apenas son, o no pueden ser, producidas por el organismo. Además, este no puede almacenarlas, por lo que debe obtenerlas diariamente de nuestra dieta. Ciertas grasas insaturadas y la vitamina C también son esenciales. Muchos mamíferos pueden producir vitamina C, y es probable que en tiempos pasados nosotros también fuéramos capaces de ello. Durante la evolución, esta aptitud se fue perdiendo, seguramente debido a la gran cantidad de esta vitamina que obtenemos a partir de nuestra dieta. Así que debemos captar la vitamina C de los alimentos que tomamos.

También tenemos nutrientes que son semiesenciales. Es decir, podemos producirlos nosotros mismos, pero esta producción no es siempre suficiente. Un ejemplo bien conocido es la vitamina D. Y aún hay otros nutrientes que pueden almacenarse, por lo que podemos irlos utilizando. Las vitaminas y minerales son las herramientas de nuestro cuerpo y, en ocasiones, podemos mantenerlos en *stock* durante años. Así, dos minerales que son importantes para una dentadura fuerte, el calcio y el magnesio, se almacenan en los huesos y en los dientes. Debido a nuestros hábitos alimentarios y de vida actuales, consumimos muchas vitaminas y minerales, lo que significa que es más probable que se dé una escasez de ellos en una fase más temprana. Esto puede estar causado por el estrés, el procesamiento de los alimentos en la industria, el agotamiento del suelo y el uso de medicamentos.

Primeramente nutrientes esenciales

Por lo tanto, las proteínas son esenciales. Observemos que la palabra *proteína* significa 'primero' o 'más importante'. Los componentes básicos de las proteínas son los aminoácidos. Cuando una proteína entra en nuestro organismo a través de los alimentos, se transforma en diferentes aminoácidos con la ayuda de agua, y se forman entonces nuevas proteínas a partir de estos aminoácidos. No pueden ser almacenadas por el cuerpo, por lo que dependemos de nuestra dieta para obtener las que necesitamos.

Cada célula está compuesta de proteínas, por eso se las conoce como los materiales de construcción del cuerpo. La sangre, los músculos, el cerebro y ciertas hormonas están hechos a partir de este nutriente. También necesitas proteínas para sentirte cómodo en tu piel. Los neurotransmisores del cerebro que aseguran una buena transferencia de estímulos están en realidad compuestos de proteínas. Sin embargo, también se utilizan para otros muchos procesos. Las proteínas que contienen azufre, por ejemplo, tienen un papel en la desintoxicación del hígado. El hígado es la gran fábrica de tu cuerpo, y aquí las sustancias nocivas, procedentes del medioambiente o los viejos empastes de amalgama, por ejemplo, se convierten en inofensivas. Así pues, un hígado que funcione bien es de vital importancia. Por cierto, las proteínas que contienen azufre son muy fáciles de reconocer. Se encuentran en alimentos con un fuerte olor. Pensemos, por ejemplo, en las cebollas, los ajos, los puerros y los huevos.

Ciertas proteínas, o en realidad aminoácidos, también son necesarias para capturar los radicales libres. Los radicales libres están causados por numerosas reacciones en el organismo, y las sustancias que se producen pueden dañar los tejidos. Afortunadamente, el daño puede ser limitado si se capturan suficientes radicales libres. La última función de importancia de las proteínas es la de medio de transporte: transportan los ácidos grasos, los minerales y el oxígeno. ¿Te has convencido de la importancia de este nutriente?

En principio, todos los alimentos contienen proteínas. Sí, también pueden encontrarse en un plátano. Si deseas realizar la mejor elección, es aconsejable elegir proteínas con un alto valor biológico (de alta calidad), ya que contienen más aminoácidos esenciales y por lo tanto son muy valiosas. Nuestro cuerpo no tiene que modificar mucho aquellas proteínas de alto valor biológico para poder utilizarlas. Los huevos en particular son conocidos como proveedores de proteínas, pero hay muchos más alimentos que contienen este importante nutriente. Otras buenas fuentes de proteínas son el pescado; la carne de animales que realmente se han movido, como los de caza, la liebre, el venado y el pato; los frutos secos, las semillas y las legumbres.

La utilidad de la grasa adecuada

Las grasas también son esenciales... ¿o debemos temerlas? No creo que sea una buena idea, pues no debemos subestimar su importancia. La grasa se conoce como algo que engorda pues proporciona más energía que las proteínas y los carbohidratos. Las grasas saturadas aportan energía y nuestras reservas de grasa consisten, por lo tanto, en este tipo de grasa. Las grasas saturadas no son esenciales, el cuerpo puede producirlas a partir de ácidos grasos insaturados, y no son solo una fuente de energía. Tienen muchas más funciones, y los ácidos grasos que para ello se necesitan sí son esenciales.

Los ácidos grasos poliinsaturados son ácidos grasos esenciales y desempeñan un papel en el desarrollo y la disolución de inflamaciones como la gingivitis y la perio-dontitis. Estos ácidos grasos insaturados se encuentran en la pared de cada célula del cuerpo, proporcionando protección a la célula. Cuantos más buenos ácidos grasos contenga la pared celular, más flexible será.

Otra tarea de la grasa insaturada es la de molécula de señalización, o sea, una especie de mensajero. Una pared celular flexible consiste en una buena composición de ácidos grasos que favorece la comunicación entre to-das las células. En un capítulo anterior se podía leer que la reacción inflamatoria es muy necesaria para curar una herida. Esto es, por supuesto, muy útil si tienes un corte en el dedo. ¿Qué pasaría si la reacción inflamatoria no se iniciara? El corte no se cerraría.

Las grasas son también una materia prima para la producción de ciertas hormonas y sirven como medio de transporte. Las vitaminas A, D, E y K necesitan grasa para ser absorbidas por el cuerpo, y sin grasa se generará una escasez de estas importantes vitaminas.

Ácidos grasos como molécula de señalización

El papel de las moléculas de señal es desempeñado por dos ácidos grasos: omega-6 y omega-3. Los ácidos grasos omega-6 realizan un papel importante en el inicio de una respuesta inmunitaria y en el proceso de reparación. Las grasas omega-3 se encargan de finalizar la reacción infla-matoria. Una relación correcta entre ambos ácidos gra-sos es importante para que la inflamación tenga un buen final. En otras palabras: es mejor comer más alimentos que contengan ácidos grasos.omega-3, puesto que proporcionan al cuerpo los ingredientes para resolver una inflamación. Por ello, se utilizan a menudo en la prevención y tratamiento de enfermedades inflamatorias crónicas. Y resulta que un suplemento de omega-3 también puede ser usado para prevenir la periodontitis. Los ácidos grasos omega-6 están más que adecuadamente presentes en nuestra dieta. Sin embargo, para obtener suficientes grasas omega-3, es aconsejable comer pescado dos veces por semana, una de ellas pescado graso. Las nueces, las semillas de lino y las verduras de hoja verde también contienen ácidos grasos omega-3. Otra grasa que favorece la salud (oral) es el aceite de oliva. El aceite de oliva consiste principalmente en un ácido graso que tiene un efecto saludable en las enfermedades cardiovasculares y en los niveles de colesterol.

Evita las grasas *trans*

Además de las grasas saturadas e insaturadas, tenemos también los ácidos grasos *trans*. Estos se crean durante el procesamiento industrial al agregar hidrógeno. ¿Sabes cuál es el problema con este tipo de grasas? Se ha demostrado que su consumo tiene efectos nocivos para la salud. Son muy similares a los ácidos grasos insaturados, lo que les permite tomar el lugar de estos. Las grasas *trans* y las insaturadas podrían ser gemelas por su apariencia, por lo que las grasas *trans* se asentarán en la pared celular en el lugar correspondiente a los ácidos grasos insaturados. Sin embargo, no coinciden en absoluto. Tienen las propiedades y el efecto de las grasas saturadas, por lo que son muy poco saludables. Por lo tanto, mi consejo es simplemente evitarlas.

Los proveedores de vitaminas y minerales

Las grasas, los carbohidratos y las proteínas se denominan macronutrientes. Las vitaminas y los minerales se encuentran entre los micronutrientes que necesitamos para sobrevivir. A menudo no podemos producirlos nosotros mismos en cantidades suficientes, si bien son nutrientes esenciales. Pueden ser considerados como las herramientas de nuestro cuerpo.

Primero una minilección acerca de las vitaminas. Las vitaminas son producidas por plantas y animales y no proporcionan energía. Las vitaminas A, D, E y K son solubles en grasa. Las vitaminas C y B, por otro lado, son solubles en agua. Las vitaminas liposolubles se encuentran principalmente en productos de origen animal y vegetal con un alto contenido en grasas. Se absorben al mismo tiempo que la grasa. Por lo tanto, no comer nada de grasa no es realmente inteligente, porque equivale a una alimentación pobre en vitaminas.

Un exceso de vitaminas liposolubles puede almacenarse durante años en el hígado y en el tejido adiposo. Una ingesta excesiva de estas vitaminas no es deseable porque pueden causar síntomas de intoxicación. Las vitaminas solubles en agua pueden ser almacenadas por el cuerpo. A menudo solo se tienen reservas suficientes para uno o dos meses.

Vitamina C

En última instancia, todas las vitaminas son, por supuesto, importantes, pero en el contexto de la salud bucal, hablaré más detalladamente de las vitaminas C y D. No podemos prescindir del ácido ascórbico o vitamina C, ya que es necesaria para muchos procesos de nuestro organismo. Entre otras cosas, la necesitamos para disponer de energía suficiente para el cerebro y el sistema inmunitario, pero también para la protección del tracto gastrointestinal. Además, la vitamina C es necesaria para la producción de ciertos neurotransmisores. La melatonina es un buen ejemplo de ello. Así pues, una escasez de vitamina C también puede causar una escasez de melatonina. Debido a esto, es probable que no se duerma bien, pues la melatonina es la bien conocida hormona del sueño. La vitamina C es además un importante antioxidante, que ayuda a proteger el cuerpo contra los radicales libres. Estos son producidos por procesos que requieren oxígeno, como la combustión de nutrientes. Pero también los encontramos en el aire que respiramos y en los alimentos que comemos y bebemos. El problema con los radicales libres es que dañan nuestras células. Por ejemplo, el hecho de que nuestra piel envejezca y sea menos elástica es el resultado de los daños causados por los radicales libres en la piel y el tejido conjuntivo. Los antioxidantes pueden capturar estos radicales libres. Como coenzima, la vitamina C está involucrada, por ejemplo, en la producción de tejido conjuntivo. Una coenzima es una sustancia muy pequeña que se necesita para que una enzima haga su trabajo. Las enzimas son una especie de catalizadores. Aceleran ciertas reacciones sin que estas sean utilizadas para ellas mismas.

Es curioso saber que, en el pasado, nosotros mismos podíamos producir vitamina C a partir de la glucosa. Lamentablemente ya no es así. Hemos perdido este gen y eso significa que ahora estamos obligados a obtenerla de los alimentos. En resumen, ¡la vitamina C es esencial! ¿Tenemos que tomar un suplemento para obtener la suficiente? En principio no hay por qué, ya que podemos conseguirla a partir de los alimentos.

El mecanismo para la absorción de la vitamina C en el cuerpo es el mismo que para la glucosa. Podemos pensar que un alto consumo de azúcar es perjudicial para la absorción de vitamina C, pero existen otras formas de garantizar que esta vitamina penetre en las células. Aunque, por supuesto, esto no es una licencia para ingerir muchos alimentos azucarados, a no ser que sea fruta. Es aconsejable ajustar nuestra dieta. Agreguemos alimentos ricos en vitamina C y reduzcamos la ingesta de azúcares refinados. Cuando hablamos de alimentos ricos en vitamina C, la mayoría de las personas piensan en los cítricos como las naranjas; sin embargo, los pimientos y el brócoli también contienen mucha vitamina C.

Vitamina D

Otra vitamina imprescindible para una boca sana es la vitamina D. Es una vitamina liposoluble producida por el organismo de forma natural. El cuerpo la genera en la piel, bajo la influencia de la luz solar, por lo que es también conocida como la «vitamina del sol». Podríamos pensar que no es esencial, dado que la elaboramos nosotros mismos, pero nada más lejos de la realidad. Se trata de una vitamina esencial, pero afortunadamente no dependemos solo de la luz solar.

La vitamina D tiene diferentes funciones. Quizás la más importante es la regulación y la absorción de calcio y fósforo, necesarios para la producción de hueso y material dental. Por otro lado, tiene también un papel relevante en la producción de ciertas hormonas e incluso nuestros músculos la utilizan. El sistema inmunitario funciona mejor con suficiente «vitamina del sol» y eso es, por supuesto, también muy significativo con relación a la salud bucal. La investigación muestra que la vitamina D puede desempeñar un rol en la recuperación de la periodontitis, pues protege tus dientes contra las caries y, por otro lado, ayuda a reducir el riesgo de contraer gripe.

Necesitamos 2,5-5 microgramos de vitamina D al día. La forma más eficiente de obtener esta cantidad es disfrutar del sol. Alrededor de dos tercios de la cantidad recomendada se produce en la piel a través de la luz solar. Para lograrlo, es suficiente con exponer la piel al sol durante quince minutos diariamente. Sin embargo, la producción de vitamina D en un día nublado es un 30 %

menor. Se recomienda tomar el sol utilizando una crema para la piel con un alto factor de protección, para evitar quemaduras. La desventaja de ello es que la producción de vitamina D también se inhibe. En los meses de invierno, no es posible obtener las vitaminas suficientes puesto que el poder del sol es demasiado débil. Para pasar el invierno de forma saludable, es de esperar que tengamos almacenada en el hígado suficiente vitamina D, que habremos obtenido durante los meses de verano al pasar más horas al aire libre. Por fortuna, la luz solar no es la única fuente (si bien es la mejor) para la producción de vitamina D. Podemos obtenerla de una dieta rica en grasas. Las fuentes alimenticias naturales son el pescado azul o graso, la carne, los huevos y la mantequilla. Pero, dado que no proporcionan mucha cantidad de esta vitamina, es conveniente tomar un suplemento. Se estima que de los siete mil seiscientos millones de personas que habitan este planeta, solo mil millones obtienen suficiente vitamina D. ¿Perteneces tú a este grupo?

Pese a que la vitamina D es sumamente importante para la salud, puede también acumularse en el hígado y alcanzar niveles tóxicos. Esto puede suceder cuando se toman dosis extremadamente altas de suplementos. Pero las posibilidades de que esto ocurra son realmente mínimas. En el caso poco probable de que suceda, podemos reconocerlo por los siguientes síntomas: náuseas, pérdida de apetito, fatiga, mareos y pérdida ósea. Por lo tanto, estemos atentos a nuestro cuerpo si tomamos suplementos; es aconsejable analizar los niveles de esta vitamina en la sangre antes de empezar.

Calcio

Además de las vitaminas, tenemos también una serie de minerales que son muy importantes. Los minerales consisten en realidad en una serie de rocas y metales que también son llamados sales. Tienen una función específica dentro del metabolismo. Por ejemplo, sin calcio el hueso o el material dental no pueden fabricarse. Los necesitamos en ciertas cantidades, pero no podemos producirlos por nosotros mismos. Y al ser esenciales, debemos obtenerlos de los alimentos. Hay ciertas circunstancias en las que la necesidad de minerales aumenta, por ejemplo, en un período estresante.

Un mineral de importancia para una dentadura fuerte es el calcio. Pero el calcio es realmente imprescindible para cada célula del cuerpo. Además de ser necesario para unos dientes sanos, también lo es para el mantenimiento de los huesos. Asimismo se usa como molécula de señalización y se utiliza para que el corazón, los músculos y los nervios funcionen correctamente. Nuestra sangre es excelente para mantener la concentración de calcio en orden. Si tenemos muy poco calcio en la dieta, este se obtiene de los huesos y los dientes. Y por supuesto, esto los debilita. La descalcificación ósea u osteoporosis es un síntoma bien conocido de deficiencia de calcio. Sin embargo, no nos pongamos a consumirlo ciegamente, pues aún necesitamos algo para poder absorberlo: se precisa vitamina D para absorber el calcio en el esqueleto y los dientes. Por ello, es conveniente examinar nuestros niveles de vitamina D.

Magnesio

Otro mineral que mantiene la dentadura y el resto del cuerpo saludables es el magnesio. Esto no es tan extraño cuando sabes que trescientas reacciones bioquímicas dependen de este mineral esencial. Una de esas reacciones es la formación de una capa de esmalte duro, el esmalte dental, alrededor de los dientes y los molares. Se trata de un proceso en el que también colabora el calcio. Otra función del magnesio es la de proporcionar energía. Por ejemplo, a menudo se recomienda tomar un suplemento de magnesio para los calambres musculares, puesto que estos suelen ser consecuencia de una deficiencia de energía en los músculos. Esto ocurre generalmente durante o después de un entrenamiento.

Yodo

Es sabido, desde hace más de cien años, que el yodo es esencial para la producción de la hormona tiroidea. Pero también está cada vez más claro que es utilizado por todo nuestro organismo. Vivir sin yodo es imposible. Es vital para el desarrollo del cerebro, desde el momento en que el bebé está todavía en el vientre de la madre. También para que el sistema inmunitario funcione correctamente, de modo que ataque a las bacterias, virus y hongos. Además, desempeña un papel para eliminar toxinas y en la neutralización de radicales libres y sustancias tóxicas. Importante para la boca es que el yodo contribuye a tener unas encías sanas. Hace un tiempo, para compensar la deficiencia de yodo, se decidió enriquecer el pan con sal yodada, así que en las panaderías se utiliza de forma habitual. Actualmente hay muchas personas que han disminuido su ingesta de pan, o incluso han dejado de comerlo, y tienen una buena razón para ello. Una alergia o sensibilidad al gluten, limitar la ingesta de carbohidratos o la presencia de fructanos o de ácido fítico, son razones perfectamente válidas para comer menos pan. Sin embargo, el problema es que tomar menos alimentos «preparados» puede resultar en una deficiencia. ¡Te piensas que estás comiendo de forma saludable, y desarrollas un déficit! De todos modos, incluso si comes pan puedes tener una falta de yodo. Se puede reconocer cuando existen problemas de la glándula tiroides; se tiene una mucosidad dura o espesa; se padece de inflamaciones con frecuencia; hay mucha sequedad de piel, ojos o mucosa oral, o existe una formación de quistes en los senos, el útero o los ovarios.

¿Cómo obtener las vitaminas y minerales esenciales?

Durante el día comemos en diferentes ocasiones, y cada comida es otra posibilidad para proporcionar a nuestro cuerpo los nutrientes adecuados. Asegúrate de que en cada comida tu plato esté lleno de los nutrientes esenciales que tu organismo necesita. Eso significa una porción de proteínas, grasas insaturadas, vitaminas y minerales.

Para obtener diariamente la cantidad requerida de vitaminas y minerales, es recomendable aumentar la dosis diaria de verduras. Las verduras y la fruta son una fuente excelente de vitamina C, así como de calcio y magnesio. Puedes pensar que el calcio solo lo proporcionan los lácteos, pero por suerte, esto no es así. Podría ser que no te gustara la leche o el yogur. O que tengas alergia o intolerancia a estos alimentos. Hay muchísima gente que no ingiere estos productos y que aun así tiene unos huesos fuertes. Las verduras y los frutos secos son ricos en este mineral. Encontramos magnesio principalmente en vegetales de hoja verde, pero también en almendras, avena, quinoa, anacardos, pipas de girasol y calabaza, semillas, trigo sarraceno, aguacates, manzanas, plátanos, pasas, dátiles y boniatos. Así pues, podemos elegir. El yodo se encuentra en distintos vegetales como la col rizada, los espárragos y las espinacas. Sin embargo, alimentos procedentes del mar, como el pescado, los mariscos y las algas marinas, son la mejor fuente de yodo. Sin olvidar los huevos. Si cada día llenamos nuestro plato generosamente con verduras y comemos regularmente pescado, entonces podemos estar tranquilos.

SUGERENCIA 7

EVITA SUSTANCIAS DAÑINAS

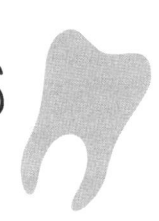

Cada persona es distinta y cada cuerpo reacciona de manera diferente. Por ello, no existe una sola dieta que sea adecuada para toda la humanidad. Pero lo que sí es indudable es que ningún cuerpo puede funcionar sin nutrientes. Ya hemos analizado los nutrientes que son esenciales para una boca saludable y un cuerpo en forma; ahora ha llegado el momento de ir en busca de aquellas sustancias que pueden inhibir la absorción de estas vitaminas y minerales, y que por lo tanto, es mejor evitar. Además, también puede ser que algunos nutrientes te ocasionen una cierta respuesta inmunitaria: sustancias que causen, por ejemplo, una reacción en la mucosa oral o en los intestinos y que provoquen una erupción o secreción nasal.

¿Tienes alguna idea de si padeces alguna alergia o intolerancia? Para averiguarlo, lo mejor que puedes hacer es llevar un diario en el que anotes los síntomas que te llamen la atención. Después, puedes eliminar de tu dieta aquellos alimentos que posiblemente te provocan una reacción, durante unas cuatro semanas. Después de este período, agrega cuidadosamente estos alimentos de nuevo a tu dieta. Observa cómo reacciona tu cuerpo. ¿Hay síntomas que vuelven a aparecer? Ten en cuenta los cambios en la piel y en las membranas mucosas. ¿Sufres de úlceras bucales, comisuras agrietadas, boca o piel seca? Quizás observes que te duelen las articulaciones o los músculos, o tal vez las encías son de nuevo más sensibles y sangran. ¿Y cómo va con tu sistema digestivo y tus heces? Puedes tener mal aliento. Te sientes lleno de energía, o todo lo contrario. Naturalmente, hay otros factores que tienen un papel en estos cambios físicos. También puede ser que te encuentres cansado porque te acuestas demasiado tarde. Y tampoco es nada extraño que después de un fuerte entrenamiento tengas dolor muscular. Si todas estas circunstancias han permanecido igual y si las molestias vuelven después de la reintroducción de ciertos alimentos, puedes suponer que justamente estos alimentos son los causantes de estas molestias.

Lácteos

Al igual que los cereales, los lácteos ocupan un lugar muy importante en el consumo diario de alimentos de los occidentales. Un vaso de leche en el desayuno o un yogur después de la cena está arraigado en nuestros patrones. Los productos lácteos son conocidos como «promotores de la salud», pero eso no es así para todo el mundo. ¿Sabías que los humanos son los únicos mamíferos que siguen bebiendo leche después de haber superado la fase infantil? Y ni siquiera se trata de leche de nuestra propia madre. Beber leche es algo totalmente habitual en nuestra sociedad. Si tenemos que creer a los fabricantes de la industria láctea, no podemos prescindir de la leche. Los lácteos contienen calcio, y esto es bueno para los dientes y los huesos. Pero lo que no nos cuentan es que los lácteos también tienen una serie de desventajas: la lactosa y la caseína.

Comenzaremos por la lactosa: la lactosa es el azúcar presente en la leche y los productos lácteos. Este azúcar debe descomponerse en el tracto digestivo por medio de una enzima llamada lactasa, para que los restos que quedan en los intestinos puedan ser absorbidos por la sangre. Los bebés producen suficiente lactasa para digerir adecuadamente la leche materna. Cuando los niños crecen, esta característica se pierde en una gran parte de la población mundial. Como resultado, la lactosa no puede absorberse correctamente y es cuando surgen molestias como dolor abdominal, flatulencia o diarrea (espumosa). Se estima que el 65 % de la población tiene dificultades para digerir la lactosa. Si tienes el cabello rubio o ojos azules, entonces es probable que puedas producir la enzima lactasa y digerir correctamente la lactosa. Existen productos en el mercado en los que el azúcar de la leche ya se ha descompuesto en gran medida por bacterias. La técnica usada para esto se llama fermentación. Productos lácteos fermentados son el yogur, el requesón y la leche agria (suero de leche). Estos productos son más fáciles de digerir para quienes no pueden producir la enzima lactasa.

Los lácteos son a menudo recomendados como una buena fuente de proteínas, pero las llamadas proteínas de la leche también pueden ocasionar problemas. Las proteínas son descompuestas por las enzimas digestivas en nuestro cuerpo. Y solo podemos producir estas enzimas en pequeñas cantidades. La leche de vaca consta de un 30 % de proteínas, de las cuales aproximadamente el 80 % es caseína. Las enzimas digestivas del organismo no siempre son suficientes para descomponer tales cantidades. La caseína es una proteína formadora de moco que puede causar irritación de las membranas mucosas si no se descompone suficientemente. Ello puede ocasionar trastornos respiratorios, y si estos se convierten en crónicos, el resultado será una inflamación de bajo grado.

Trigo

Otros alimentos que regularmente causan intolerancias son los cereales y el trigo. El trigo goza de una imagen particularmente saludable, en la forma de pan integral. Se trata de un tipo de cereal que fue descubierto hace unos diez mil años. En nuestros días, es el alimento que más se consume en todo el mundo. Además del pan, los fabricantes elaboran muchos otros alimentos a partir del trigo. ¿Qué me dices de los *crackers*, las tartas o la pasta? Y también está presente en muchas sopas. Sin embargo, el trigo tiene una serie de desventajas, incluido el gluten. Llamamos gluten a una proteína que se encuentra en varios cereales, como el trigo, la cebada, el centeno y la espelta. Esta proteína consiste en glutenina y gliadina. Y esta última es la que causa problemas en algunas personas, que desarrollan la enfermedad celíaca, una enfermedad autoinmune. Sin embargo, el gluten también está asociado con otras enfermedades autoinmunes, como la diabetes tipo 1, la depresión y la esquizofrenia. Cuando las personas celíacas ingieren gluten, el sistema inmunitario produce sustancias que dañan la mucosa intestinal. Se origina entonces una respuesta inmunitaria muy fuerte. Las aftas bucales también se asocian con una hipersensibilidad al gluten.

Imagina que no tienes celiaquía (la enfermedad celíaca), pero experimentas todo tipo de síntomas vagos, como hinchazón, cansancio, dolor y aftas bucales regularmente. En resumen, no te sientes en forma. Pero aunque no seas celíaco sí que podrías ser sensible al gluten. A esto se lo llama sensibilidad al gluten no celíaca (SGNC). Esta patología se estima que afecta a entre un 0,5 y un 13 % de la población. La pregunta es si este fenómeno realmente existe o si se trata de una reacción a otros componentes del trigo o de los cereales en general. Estudios recientes indican que las personas a las que les habían diagnosticado SGNC no reaccionaron en absoluto al gluten. El nutriente que podría ser el causante de estos problemas podría ser el fructano, que se compone de varias moléculas de fructosa y una molécula de sacarosa. Estos son azúcares del grupo FODMAP, la abreviatura en inglés de los oligosacáridos, disacáridos, monosacáridos y polioles fermentables, todos ellos, carbohidratos que se encuentran de forma natural en los alimentos y que pueden causar ciertos síntomas. Estos fructanos están presentes por ejemplo en la endivia y la achicoria, así como en alcachofas, espárragos, puerros, cebollas y trigo. Sin embargo, el trigo contiene aún más nutrientes que pueden producir reacciones. Por ejemplo, la lectina WGA (un complejo grupo de proteínas que pueden adherirse a las membranas celulares y, por lo tanto, desencadenar procesos no deseados). Esta lectina puede entrar en el torrente sanguíneo y causar reacciones alérgicas. Además parece ser que puede agravar los síntomas del reumatismo. Esta enfermedad autoinmune se caracteriza por una inflamación de la mucosa y de las articulaciones. A medida que los síntomas reumáticos empeoran, también se observa un aumento de la inflamación de las encías.

Si a menudo sufres de úlceras bucales y todo tipo de problemas digestivos, como estreñimiento o hinchazón, es posible que quieras saber si eres celíaco. Debido a que el sistema inmunitario está involucrado en esta enfermedad, producimos anticuerpos. Puedes comprobar si tienes estos anticuerpos por medio de un análisis de sangre. Si el resultado es negativo, pero tienes la sensación de que los síntomas están relacionados con la ingesta de trigo, puedes optar por eliminarlo de tu dieta por un tiempo.

Histamina

Ya hemos hablado en el capítulo cinco acerca de que la histamina está involucrada en intolerancias alimentarias y reacciones alérgicas. Esta sustancia no solo participa en el sistema inmunitario, la digestión y el sistema nervioso. La histamina también es producida por bacterias durante el almacenamiento de alimentos y la fermentación. Es por ello por lo que la encontramos en muchos alimentos. En el cuerpo, la histamina ayuda a protegerlo contra las infecciones. Cuando se detecta una sustancia que no pertenece a nuestro cuerpo, la histamina iniciará una reacción inflamatoria. Después deberá descomponerse de nuevo. Si esto no sucede, se acumula en el organismo y surge una intolerancia a la histamina. Los síntomas que podemos experimentar debido a la histamina son una sensación de ardor en la boca o la garganta, una lengua hinchada, problemas respiratorios como congestión o secreción nasal, acidez estomacal, heces variables (a menudo delgadas), hinchazón o calambres gastrointestinales, problemas de la piel como eccema o picazón, piel rojiza y manchada (piensa en el vino tinto) o sofocos. También podemos sufrir arritmias cardíacas o dolores de cabeza.

Es aconsejable prestar atención a nuestra dieta y, de este modo, calmar nuestro sistema inmunitario y reducir los síntomas. Trata de evitar los alimentos ricos en histamina hasta que todo haya vuelto a la normalidad. Evitarlos por completo es difícil, pero trata de tenerlo en cuenta a la hora de elegirlos. Ciertos alimentos, que también son muy saludables, contienen histamina o pueden liberar histamina en el cuerpo, causando reacciones inflamatorias y otros síntomas negativos. Un alimento no siempre contiene la misma cantidad de histamina u otras aminas biógenas. Las aminas biógenas son sustancias que se producen de forma natural en los alimentos vegetales y animales, o se forman durante su procesamiento, maduración y almacenamiento, y cumplen una función en ciertos procesos corporales. La regla general es: cuanto más tiempo tiene un producto, más histamina contiene. A continuación encontrarás una lista de alimentos ricos en histamina y agentes de liberación de histamina.

ALIMENTOS RICOS EN HISTAMINA Y AGENTES DE LIBERACIÓN DE HISTAMINA	
Carne	Carne ahumada, hígado, carne de cerdo, cruda, embutidos (salchichas) secos, carne en mal estado.
Pescado	Arenque, caballa, atún, sardinas, pescado ahumado, conservas, mariscos.
Fruta	Plátano, ciruelas rojas, peras, naranjas, fresas, frutas secas, uvas, cítricos, kiwis, aguacates, zumos de frutas.
Verduras	Col fermentada (chucrut), tomates, espinacas, berenjenas.
Productos lácteos	Quesos curados y envejecidos, queso azul (de vena azul), yogur.
Bebidas	Vino tinto, cerveza, licores, champán, té negro.
Varios	Chocolate, frutos secos, cacahuetes, turrón, levadura de panadería, miso, salsa de soja, cacao.

¿Antinutrientes?

Tanto para la boca como para la vitalidad en general, los antinutrientes de nuestra dieta pueden ser un problema. Los antinutrientes son sustancias producidas por plantas, árboles y arbustos para proteger sus semillas de posibles daños ocasionados por insectos, la luz del sol u hongos. Por cierto, las verduras también se protegen de una forma completamente diferente: por medio de sustancias amargas y una apariencia poco apetecible. Hay antinutrientes que impiden la correcta absorción de nutrientes por nuestro organismo, y ello podría provocar escasez. ¿Y qué sucede cuando hay una escasez de vitaminas y minerales? El cuerpo tiene una buena reserva de, por ejemplo, calcio. Esta reserva se almacena en los huesos y los dientes, que es utilizada cuando existe el riesgo de déficit. Una reacción muy inteligente del cuerpo, pero que es menos positiva para nuestra dentadura, ya que se debilitará y se potenciará la formación de caries. Así pues, la ingesta de muchos cereales y semillas está asociada con el desarrollo de caries.

No obstante, también hay antinutrientes que pueden funcionar positivamente en pequeñas cantidades y que nos protegen contra las enfermedades. Todas las sustancias que se identifican como «malas» y que se encuentran en productos naturales sin procesar son, en cantidades mínimas, necesarias. Solo si tomamos demasiada cantidad, pueden tener efectos nocivos.

Ácido fítico

Con relación a una boca sana, quiero llamar la atención con respecto al antinutriente denominado ácido fítico o fitato. El ácido fítico se encuentra en varios productos como cereales, legumbres, frutos secos, chocolate crudo y café. Forma una conexión insoluble con minerales como calcio, magnesio, zinc y hierro. En principio, el ácido fítico puede descomponerse con una flora intestinal saludable y la enzima fitasa. Si tenemos una flora intestinal óptima, y si no ingerimos demasiado ácido fítico, no tiene por qué haber ningún problema. Pero si la flora intestinal no es excelente y se ingieren muchos alimentos con este ácido, se inhibirá la absorción de los minerales presentes, por ejemplo, en nuestro bocadillo. Y ello, por supuesto, no es propicio para una dentadura sana.

Existen varios métodos para eliminar grandes cantidades de ácido fítico de los alimentos: podemos remojarlos (durante una noche) en agua, vinagre o productos lácteos agrios, ¡aunque esto debe gustarte! Si quieres estar completamente seguro de que obtienes los minerales suficientes, puedes optar por comer más alimentos ricos en minerales: una gran cantidad de verduras es siempre aconsejable y también los alimentos procedentes del mar contienen muchos de estos nutrientes.

Hay una frase que, naturalmente, podemos aplicar a todo aquello que introducimos en la boca: «La dosis hace el veneno». A lo que quisiera añadir: «Cuida bien de tus bacterias». Por otro lado, la cuestión es si las deficiencias están causadas por el ácido fítico o si simplemente comemos de forma poco variada. Así que ya ves: cuando se trata de nutrición, no podemos hablar a la ligera de «buenos alimentos» o «malos alimentos». ¡La variedad es la clave! y «en la variedad está el gusto!».

SUGERENCIA 8

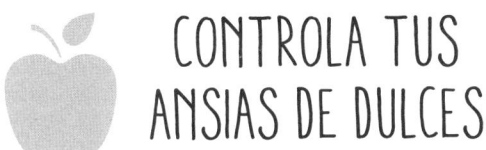

CONTROLA TUS ANSIAS DE DULCES

Hace años que tu dentista te está diciendo que debes cepillarte bien los dientes. «Si quieres una golosina, come una manzana» era el discurso. Que los dulces no son buenos para la dentadura es algo que todos comprendemos, pero las manzanas también contienen azúcar, ¿no es así? Y los azúcares son malos para los dientes y además engordan. Podría parecer que es mejor que ya no comas fruta. A propósito, ahora la tendencia es rebajar los carbohidratos, así que estás siguiendo la moda. Pero ¿puedes comerte aún esas galletas tan sabrosas?

El azúcar es el diablo

Hoy en día el azúcar es el diablo: ¿ya comes sin azúcar? Primero lo fueron las grasas, ahora parece ser que el azúcar es el responsable de todos los males. Si nos fijamos en la dentadura, el azúcar representa realmente un problema. ¿Es entonces sensato comer sin azúcar? ¿O hay que tratar este tema de forma más matizada? Nuestro cuerpo anhela el dulce, ya que los alimentos que por naturaleza son dulces aportan energía y contienen nutrientes, por lo que es lógico que nos gusten los alimentos azucarados como el chocolate y los pasteles.

Una pequeña lección sobre el azúcar

¿Qué son los azúcares realmente? *Azúcar* es de hecho otra denominación para los sacáridos o carbohidratos. No podemos vivir sin ellos, pero entonces, ¿podemos comer sin azúcar? Por azúcares nos referimos principalmente a los azúcares simples, como glucosa, fructosa o galactosa, pero también a los disacáridos, o sea, sacarosa, lactosa y maltosa. El azúcar le da a la comida un sabor dulce, y en general, a todos nos encanta. Si nos fijamos en los alimentos que contienen azúcares, las plantas son la principal fuente de carbohidratos. Así pues, el azúcar no solo está presente en el azúcar de mesa o en los terrones, sino que también se encuentra de forma natural en las frutas y las verduras. También el almidón es otra forma de carbohidratos. Existen asimismo múltiples azúcares en las legumbres y los tubérculos. Pensemos, por ejemplo, en las patatas, los boniatos, el apio y la yuca (mandioca). Ya sabes, la de las *chips* japonesas. Los cereales son plantas, así que también contienen azúcares. Aquí podemos incluir el pan, la pasta, el arroz y básicamente todo lo que está hecho con harina. Por otro lado, el azúcar se agrega a todo tipo de alimentos de la industria alimentaria. Lo encontramos en refrescos, pasteles y comidas preparadas. La leche no es una planta, pero contiene azúcar de forma natural. Y a la leche con algún sabor determinado también se le añade azúcar.

¿Cuál es el problema del azúcar?

Resulta pues imposible eliminar todo el azúcar de nuestra dieta, y eso tampoco es necesario. Sin embargo, nos encontramos con un pequeño problema. El consumo de azúcar ha aumentado considerablemente en los últimos años, debido en parte a la industria de los refrescos. El alto consumo de estas bebidas es el principal culpable del desarrollo de problemas dentales. El gran problema viene de la combinación de distintos azúcares refinados y la falta de alimentos ricos en fibra. También las fibras se encuentran dentro de los carbohidratos complejos y, como ya sabes, estos son utilizados por tus bacterias beneficiosas. Una dieta rica en fibra asegura pues una buena flora, que a su vez protege a nuestro cuerpo y produce vitaminas importantes. Hemos podido leer en la sugerencia cinco (ver la página 165) qué alimentos nos aportan fibra. Muchos alimentos a los que se les ha añadido azúcar son en realidad una carga para el organismo. Nos proveen de energía, pero no nutrientes, y son bajos en vitaminas, minerales y fibras, mientras que los alimentos que son dulces de forma natural, como las frutas y la miel, proporcionan energía y nutrientes.

Para la digestión de glucosa se usan vitaminas y minerales. Si no los ingieres y te dedicas a comer dulces, pasteles y helados, finalmente tienes un problema. Tus reservas de vitaminas y minerales van desapareciendo poco a poco. Si comes muchos productos refinados, estás realizando un saqueo a tu propio cuerpo. ¿Sientes curiosidad por saber qué minerales son necesarios para el procesamiento de glucosa? Tenemos, entre otros, el calcio y el magnesio que se encuentran almacenados en el hueso de la mandíbula y la dentadura. Tu depósito de minerales se resiente, por lo que tus dientes y molares se debilitan. Esto aumenta la posibilidad de caries. Y este no es el único proceso que se acelera debido a la falta de minerales, pues el hueso de la mandíbula sufre también una deficiencia. Si padeces periodontitis, este proceso se acelerará y hará que la mandíbula pueda desgastarse más rápidamente.

Los alimentos refinados, ricos en azúcar o que no contienen fibras, estimulan el crecimiento de una flora poco saludable, tanto en la boca como en los intestinos. La boca se encuentra llena de bacterias cuya misión es proteger la dentadura. Pero si estas bacterias no se alimentan correctamente y justamente se estimula el crecimiento de bacterias nocivas, entonces se originan inconvenientes. En un principio, se crea una capa casi invisible de placa dental. Las bacterias de la placa usan los azúcares para alimentarse. Ahora pueden multiplicarse rápidamente. Cuando los azúcares se descomponen se forman ácidos que dañan el esmalte dental. La bacteria responsable de las caries, el *Streptococcus mutans*, se encuentra a gusto en un ambiente ácido. Cada vez que se consume azúcar, se produce un aumento de ácido. Cuanto más a menudo sucede esto, más posibilidades de caries.

Por otro lado, estas bacterias tienen entonces la oportunidad de crecer y causar la enfermedad de las encías o gingivitis y, en última instancia, periodontitis. La gingivitis y la periodontitis son causadas, en parte, por un desequilibrio entre las bacterias beneficiosas y las perjudiciales, con un mayor número de estas últimas. Estas afecciones crónicas son un ataque al sistema inmunitario. No solo te sientes menos cómodo en tu piel, sino que las infecciones de las encías también tienen una relación con otras muchas enfermedades, como ya hemos visto en el capítulo uno (ver la página 33). Por ejemplo, tienen que ver con enfermedades cardiovasculares, diabetes tipo 2, enfermedades autoinmunes y depresión.

Más desventajas de los azúcares

Miremos más allá de la boca, puesto que los azúcares, y en particular un exceso de ellos, junto con la ingestión de poca cantidad de alimentos ricos en fibra, no solo afectan a la salud oral. Los azúcares refinados no son considerados como particularmente saludables, pues estimulan el crecimiento de una microbiota malsana en los intestinos. Esto sucede a expensas de una buena digestión, y eso sería una lástima. Al fin y al cabo, ¡quieres aprovechar al máximo todos los nutrientes de ese brócoli que te estás comiendo! Pero esto se hace difícil si hay presentes más bacterias perjudiciales que beneficiosas.

Después de todo, espero haberte convencido de que comer azúcares refinados no es una buena idea. Y aún hay otra cosa que quisiera compartir. Ya hemos hablado ampliamente del fenómeno llamado «inflamación». Esta es una herramienta muy inteligente de nuestro cuerpo para mantenerse saludable, si bien la inflamación prolongada, por supuesto, no es deseable. Lo curioso es que tu organismo inicia una inflamación tan pronto te llevas algo a la boca. Sí, en serio. A esto se lo denomina también inflamación posprandial. La inflamación más fuerte tiene lugar cuando has comido demasiado. Después de haber comido, te sientes terriblemente cansado y solo deseas echarte en la cama. Este bajón es muy claro cuando hemos comido en demasía, y es muy probable que sea causado por una inflamación posprandial. Una comida con muchos carbohidratos, y en particular la variante refinada, tiene este mismo efecto.

¿Adictos al azúcar o adictos a la comida?

Lo fastidioso es que, aunque sabemos que los alimentos refinados no son buenos, tendemos a comer alimentos dulces. Todos somos, en mayor o menor grado, «adictos a lo dulce», y eso no es sorprendente. Los alimentos dulces nos proporcionan energía con rapidez, y los alimentos que son dulces por naturaleza como la fruta nos aportan además vitaminas, minerales y, por último, aunque no menos importante, humedad. ¿Eres también adicto al azúcar? ¿Abres el armario para comer una cucharadita de azúcar o quizás prefieres los alimentos dulces? Si me lo preguntas, no creo que una cucharadita o un terrón de azúcar sea realmente atractivo y, de hecho, no he visto a nadie que se zampe un paquete de azúcar. Por lo tanto, la pregunta es si se puede ser adicto al azúcar puro o se trata más bien de una adicción a la comida.

Los fabricantes de alimentos son, en todo caso, unos genios para hacer que sus productos sean superapetitosos. La idea es que cuanto más sabrosos sean, más se va a comer, lo que aumentará las ventas. La industria alimentaria juega sobre todo con este trio: azúcar, sal y grasa. La combinación correcta de estos tres sabores es irresistible para nosotros y este tipo de comida nos brinda todo lo necesario para sobrevivir. La combinación de azúcar, sal y grasa no se da en ningún alimento proveniente de la naturaleza. El problema es que los fabricantes sí combinan estos sabores, y esto parece tener un efecto en el sistema de recompensa de nuestro cerebro, produciendo dopamina durante más tiempo. La dopamina es un neurotransmisor que se comunica con las células cerebrales. Al activar el sistema de recompensa, aumenta la posibilidad de un comportamiento adictivo.

No importa si el sabor proviene del azúcar, edulcorantes artificiales o GMS (glutamato monosódico o de sodio, que se utiliza para potenciar el sabor de determinados ingredientes), a lo que hay que añadir que los alimentos que no provienen de la naturaleza casi no precisan de masticación. Esto nos permite comer más antes de sentirnos saturados. Además, también se produce menos saliva y la digestión bucal es más deficiente. Así pues la pregunta es si es aconsejable tomar grandes cantidades de batidos y zumos. Tienen una buena reputación, pero un vaso de zumo de naranja contiene casi la misma cantidad de azúcar que un vaso de cola. Los carbohidratos líquidos, y en particular los refrescos, no solo afectan a los dientes, sino que representan una carga para la salud en general. El tipo de azúcar más común presente en las bebidas es el jarabe de glucosa-fructosa que se obtiene del maíz, o jarabe de glucosa alto en fructosa. Este superazúcar es muy dulce y muy barato, por lo que es utilizado de forma masiva para endulzar los alimentos. Y como sea que prácticamente no tiene influencia en los niveles de azúcar de la sangre, se consideraba un sustituto saludable del azúcar. Sin embargo, parece ser que no es tan sano como se creía, dado que también contiene calorías. Y un gran consumo de productos ricos en calorías, incluidos los refrescos con este tipo de azúcar, aumenta la presión arterial y el riesgo de obesidad.

ADIÓS AL AZÚCAR

¿Quieres saber cuál es el mejor consejo para acabar con tu adicción al azúcar o a la comida? Bebe agua en lugar de azúcares líquidos. Mastica bien y agrega frutas o verduras a cada comida. Toma más alimentos sin procesar, de modo que automáticamente ingieras menos azúcares refinados y procesados. Cuando estamos llenos, estamos llenos, y ello también beneficia a nuestra dentadura.

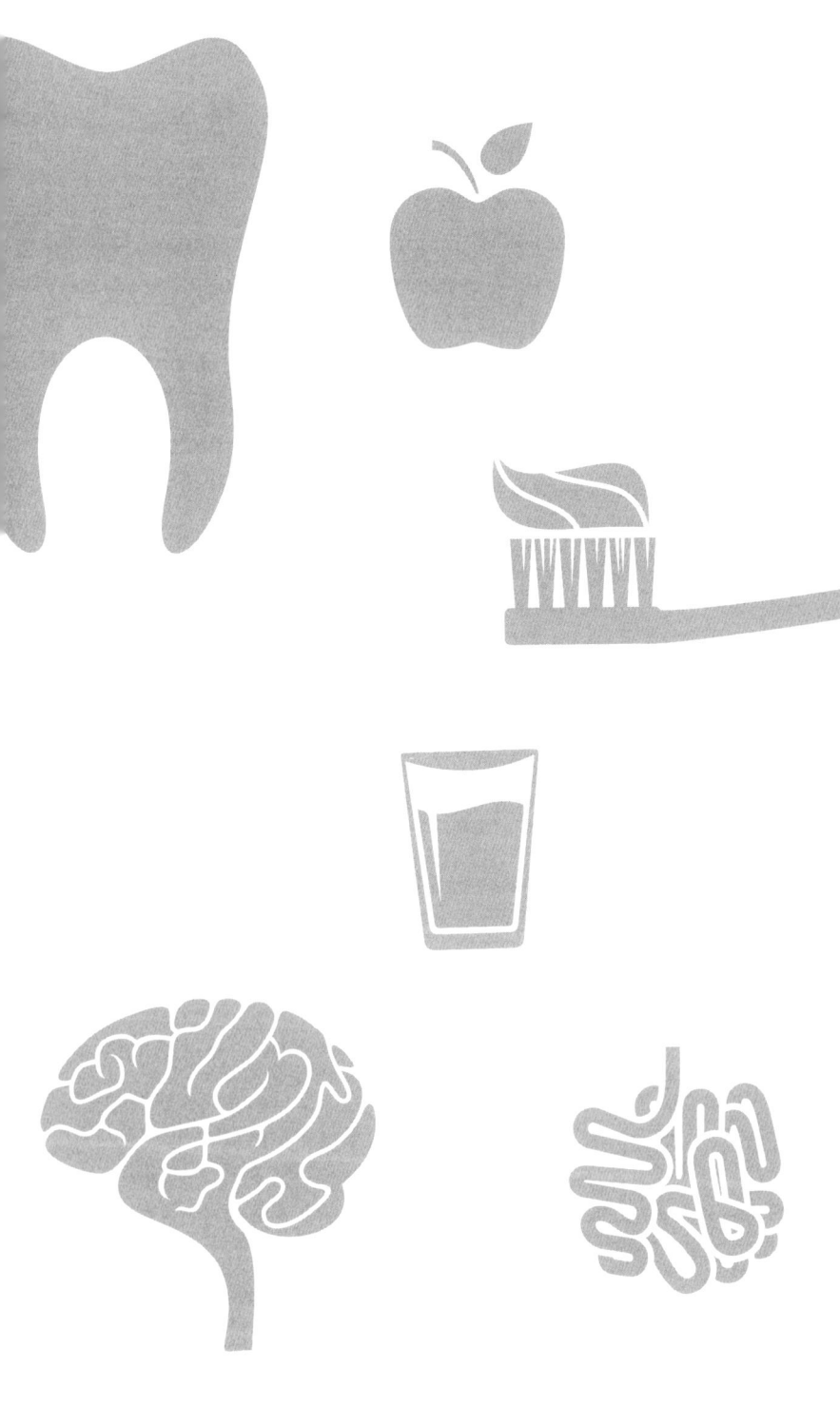

SUGERENCIA 9

MANEJA TU ESTRÉS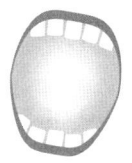

Si sigues todas estas sugerencias, estás en el buen camino para desarrollar y potenciar tu salud. Esta sugerencia está situada en el noveno lugar, pero no por ello es menos relevante. En mi opinión, el estrés crónico es la causa más importante de muchos problemas relacionados con la salud. Me refiero al tipo de estrés que nunca desaparece totalmente, y por supuesto, este tiene un efecto tanto en la salud oral como en nuestro estado de salud en general. Puede contribuir al desarrollo del síndrome metabólico (ver la página 39 y siguientes) problemas para conciliar el sueño; inflamación crónica, incluida la enfermedad de las encías; y reducción de la inmunidad. En un período estresante, seguramente también necesitarás comer más. Al menos, en mi caso, esto es así. Especialmente la necesidad de tomar alimentos dulces es mayor, ya que son los que nos suministran energía. En general, la comida dulce contiene mucho azúcar, y eso no es precisamente lo mejor para mi dentadura. Por suerte, tengo prudencia y no tomo alimentos procesados, sino que me decanto por una pieza extra de fruta. La fruta contiene mucha agua, fibra, vitaminas y minerales, por lo que es la mejor alternativa a las dulces tentaciones de la industria alimentaria (ver también el capítulo seis, página 111).

¿No tienes estrés?

Si quieres saber si sufres estrés sin darte cuenta de ello, tengo una buena noticia para ti. Esto puede medirse. La frecuencia cardíaca y la variación del ritmo cardíaco cambian cuando experimentamos estrés. Lo más probable es que hayas observado que tu ritmo cardíaco se dispara cuando, de repente, algo te sorprende y te asustas. Seguramente no notarás un cambio de este tipo si sufres de estrés laboral, pero entonces tu ritmo cardíaco también aumentará. Y no solo aumenta el ritmo cardíaco, ocurre lo mismo con la presión arterial, cuando realizamos una tarea estresante. De todos modos, un aumento de la frecuencia cardíaca también puede estar ocasionado por otros motivos.

Durante años, he estado explicando a mis pacientes la relación entre el estrés y la mala salud dental. Sin embargo, sigue pareciendo extraño que, como higienista bucal, aconseje sobre cómo manejar el problema del estrés, cuando en realidad tiene mucho sentido, puesto que afecta también a la dentadura. Saber manejar el estrés es esencial si quieres lucir esa sonrisa radiante y saludable. También si tienes problemas de salud crónicos, es mucho mejor tenerlo bajo control. Aprender a lidiar con situaciones estresantes nos proporciona más energía. Así pues, incluso si piensas que la dentadura no es tan importante, sigue mis consejos y aprecia la diferencia.

Manejar el estrés

En nuestra sociedad actual, el estrés crónico se ha convertido en una verdadera epidemia y es imposible erradicarlo por completo. Ciertamente, no es mi intención llevar una vida libre de estrés, porque esto no es posible. Aprender a manejar el estrés es un objetivo realmente fundamental. Nos permite limitar su impacto en nuestra salud.

Busca factores de tu vida que te causan estrés. Por ejemplo, yo soy consciente de que una lista demasiado larga de «tareas por hacer» me produce estrés. La «gestión del tiempo» no ha sido siempre mi punto fuerte. A veces, las cosas tardan más de lo que realmente esperábamos y nos decepcionamos si no hemos podido hacer todo lo que teníamos planeado. Afortunadamente, aprendí la lección. Si quieres tener menos estrés, en ocasiones deberás tomar decisiones que no te gusten mucho. ¿Sabes dónde se producen tus «atascos», o de dónde procede tu estrés?

Siempre se dan circunstancias en las que no podemos influir cuando están ocurriendo, como por ejemplo un divorcio o un familiar enfermo. En realidad, cada cambio en una situación comporta estrés. Sin embargo, podemos hacer que la respuesta física a ello no dure demasiado tiempo. Una forma fácil de relajarse es, por supuesto, la risa. Pero todavía hay una técnica mucho más simple que puedes aplicar en cualquier lugar y en cualquier situación: se trata de la respiración. Normalmente respiras sin pensarlo, la inspiración y la espiración se dan de forma completamente automática. No obstante, también puedes influir en tu respiración: puedes contenerla y puedes respirar conscientemente, de forma más o menos profunda. Si inspiras profundamente tu abdomen se hincha un poquito, pero si respiras superficialmente, el aire permanecerá a la altura del pecho. Esto último es lo que sucede a menudo como respuesta al estrés. La respiración es entonces más rápida y corta. La desventaja de esto es que las células reciben menos oxígeno, por lo que te cansas antes. (Ya hemos podido leer sobre la importancia del oxígeno en la sugerencia tres).

Por lo tanto, la respiración es un mecanismo muy hermoso que está influenciado por el estrés, pero nosotros mismos también podemos influenciarla. La respiración está asociada tanto con el sistema nervioso parasimpático como con el simpático. La inspiración se controla desde la parte simpática del sistema nervioso. Esta parte es, por así decirlo, el acelerador de nuestras funciones físicas. Si se vuelve más activa en una situación estresante, se ocasiona una frecuencia cardíaca más elevada (por lo tanto, una presión arterial más alta) y una disminución en la producción de saliva. Además, la saliva que aún se genera también es mucho menos fluida, por lo que pierde su función de limpieza. La espiración está influenciada por la parte parasimpática, que nos brinda paz y garantiza un latido cardíaco más lento, una saliva más fluida y una mejor digestión. Es el freno de tu sistema nervioso, y para poder restablecer el equilibrio, debe estar activado.

Si padeces de estrés, tu pie está constantemente en el acelerador. Lo notas en la respiración, que es corta y superficial. Y para calmarla, utilizamos la respiración consciente. En especial, la espiración larga y profunda nos ayuda a recobrar la calma. Es así de fácil. Lo único que necesitas para que esto funcione es ser consciente de la situación que te produce estrés. También debes tener un momento de lucidez en el que decides respirar conscientemente. Puedes entrenarte practicando el siguiente ejercicio. El truco es hacer que tu espiración, que se corresponde al freno, sea más larga que la inspiración, que es el pedal del acelerador. De este modo, todo se calma, pero no se detiene.

RESPIRACIÓN EN CASO DE ESTRÉS

Siéntate o échate de forma relajada y concéntrate en tu respiración abdominal.

- Inspira durante dos segundos, espira durante cuatro. Repite cinco veces.
- Inspira durante tres segundos, espira durante seis. Repite cinco veces.
- Inspira durante cuatro segundos, espira durante ocho. Repite diez veces.

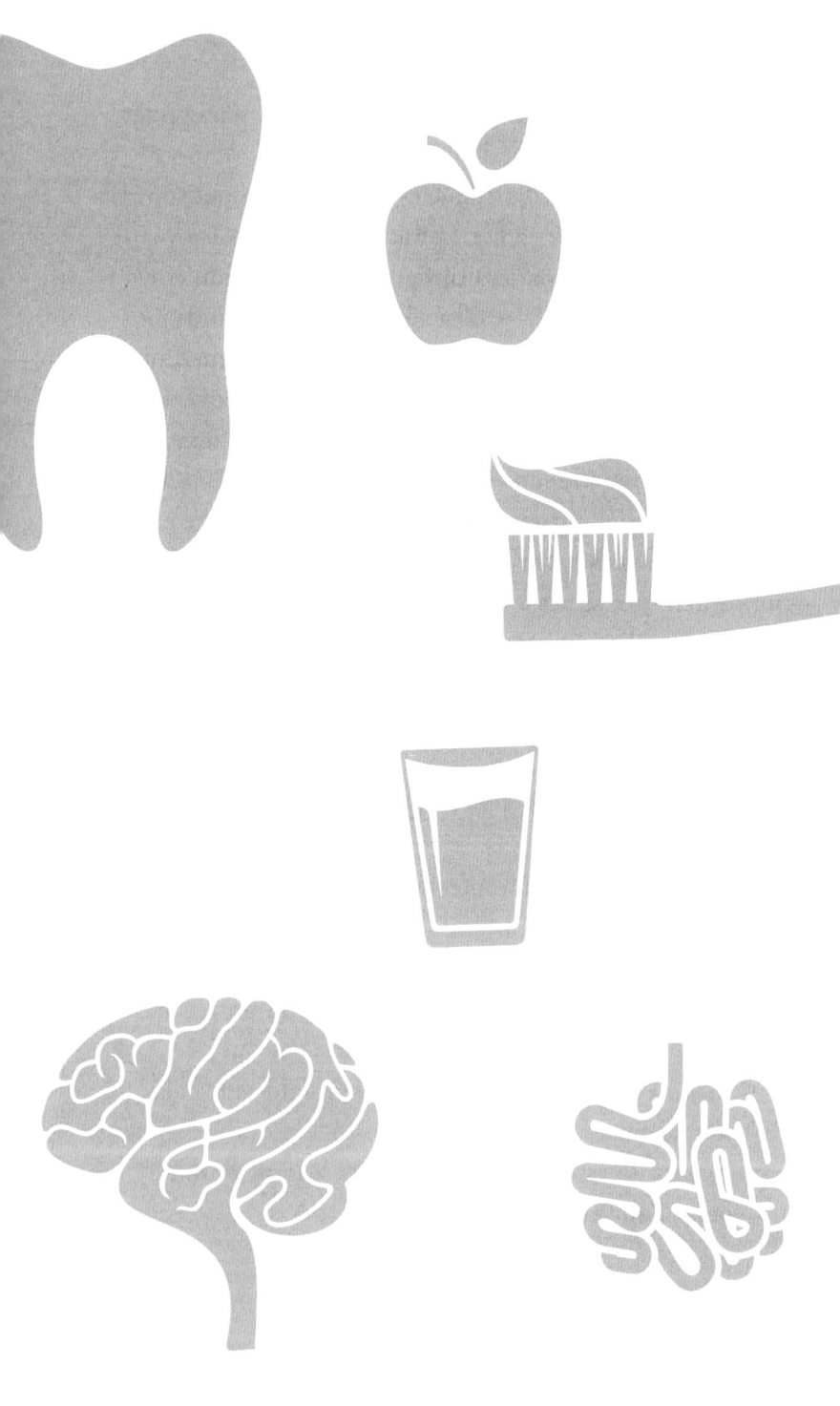

SUGERENCIA 10

DUERME LO SUFICIENTE

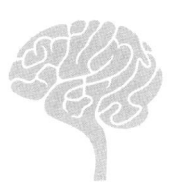

Después de un largo día de trabajo, vuelves a casa para echarte en el sofá, totalmente exhausto. Un poco más tarde, te instalas frente al ordenador para trabajar un poco más. También verificas las novedades en tus canales de redes sociales. Seguidamente te dejas caer de nuevo en el sofá y te tomas una copita de vino. Un momento de descanso. Enciendes la televisión. Normalmente no hay nada realmente interesante, pero ahora están emitiendo un buen programa. Un poco más tarde llega la publicidad y, en realidad, ya sería hora de ir a la cama, pero tienes curiosidad por ver cómo termina ese programa. Permaneces en el sofá. Finalmente finaliza la emisión. Tienes que irte a la cama, pero estás tan cansado que te cuesta levantarte del sofá. Te esfuerzas, te levantas y vas al baño. Te cepillas rápidamente los dientes y, por fin, te sumerges en la cama. Después de una corta noche, el despertador suena demasiado temprano. Se te hace una montaña levantarte. Lamentablemente, esta no ha sido la primera noche corta de esta semana, y lo notas. Te cuesta pasar el día e intentas mantenerte despierto tomando cafés. Decides que esta noche te acostarás pronto.

¿Reconoces esta secuencia? ¿Perteneces al 40 % de los individuos que no duermen lo suficiente? Más de la mitad de la población está ya cansada al levantarse, y un 15 % se encuentra muy cansada. Parece ser que una de cada seis personas se queda dormida durante un acto social, como una fiesta o en el cine, pues es justamente en estos momentos cuando podemos relajarnos y descansar. El sueño tiene un impacto enorme en nuestra vitalidad e influye también en el grado de inflamación de la boca. Dormir es necesario: durante el sueño el cuerpo se recupera, se procesan los sucesos emocionales y se organiza la memoria. Al dormir normalmente poco, acumulamos una deuda de sueño. Esta interrumpe nuestros sistemas de control, como la presión arterial, la temperatura corporal y la reacción al estrés, y todo ello tiene consecuencias para nuestro buen funcionamiento. Dos semanas seguidas de dormir solo seis horas al día disminuirá nuestro rendimiento tanto como si no hubiéramos dormido durante veinticuatro horas. Los mejores atletas saben muy bien lo importante que es dormir. Aunque no seamos atletas de élite, también exigimos mucho a nuestro cuerpo. Dormir demasiado poco se asocia con el sobrepeso y las enfermedades cardiovasculares. Además, estamos menos alerta, lo que aumenta la posibilidad de accidentes. Somos menos productivos, no solo en el trabajo, también en casa. La colada queda pendiente, los platos se apilan. Olvidas cambiar las sábanas y en todos los rincones de tu casa hay polvo. Incluso tu propio cuidado personal queda a veces relegado. Unos días de falta de sueño nos indican una serie de cosas.

Durante el sueño tienen lugar muchos procesos importantes. Puedes recuperarte cuando tu cuerpo está en un estado de reposo profundo. Los niveles de la hormona del crecimiento son altos por la noche y, por lo tanto, pueden llevarse a cabo las «reparaciones» necesarias para el organismo. Esta hormona se encarga de la formación de tejido nuevo, que precisamos, por ejemplo, para la recuperación de nuestras bolsas periodontales. Dormir también tiene un efecto antiinflamatorio, puesto que durante el sueño se eliminan toxinas. Cuando dormimos nuestras células cerebrales se vuelven más pequeñas, se contraen, por lo que el espacio entre ellas es más grande. Entonces los líquidos pueden fluir más fácilmente, favoreciendo la eliminación de desechos, y el sistema inmunitario mejora durante el sueño. De hecho, este sistema se activa durante la noche para eliminar las sustancias nocivas. Así pues, un buen descanso durante la noche nos mantiene sanos. Una corta noche de descanso significa, al contrario, poco tiempo para «reparaciones», frenado de inflamaciones y procesamiento de residuos.

Una conocida hormona que regula el sueño es la melatonina. Cuando oscurece, comienza la producción de esta hormona. La melatonina es necesaria para el buen funcionamiento del sistema inmunitario y puede sernos muy útil en caso de sufrir inflamaciones bucales. Cuanto mejor funcione nuestro sistema inmunitario, más rápidamente desaparecerá una inflamación o una úlcera bucal.

La melatonina es también uno de los antioxidantes más potentes. ¿Crees que debes tomar mucha vitamina C porque es un antioxidante? Tu cuerpo también produce antioxidantes de forma natural tan pronto como se apaga la luz. Y esto no solo se aplica a la luz, porque la televisión, el ordenador y el teléfono móvil también deben apagarse. Un antioxidante ayuda al cuerpo a protegerse contra los radicales libres. Estos surgen en procesos que requieren oxígeno, como en la quema de nutrientes. Los radicales libres pueden dañar nuestras células, y esto es un problema cuando se trata de células sanas. Los antioxidantes pueden capturar estos radicales libres.

Una buena noche de descanso también mantiene el equilibrio hormonal. La privación de sueño tiene una influencia directa en las hormonas relacionadas con el apetito: insulina, leptina, grelina y cortisol. Por lo tanto, no es sorprendente que después de unas noches de poco sueño, te sientas mejor con una dieta rica en carbohidratos, pues estos alimentos te proporcionan energía de forma rápida. ¿Quieres adelgazar? Asegúrate de dormir lo suficiente. Si duermes un promedio de seis horas cada noche, tienes un 23 % más de probabilidades de tener sobrepeso. Y con cuatro horas de sueño esto llega incluso al 73 %. Tu apetito aumenta cuando duermes menos. Las personas que duermen mucho tiempo producen menos cantidad de grelina, la hormona del hambre. Por otro lado, aquellos que duermen poco producen niveles más bajos de la hormona de saturación, la leptina. En resumen, si duermes poco tienes más apetito y menos sensación de saciedad. Y esta es la receta para comer en exceso. Asimismo, estas hormonas son moduladores importantes del sistema inmunitario. Por cierto, ¿sabías que hasta diez hormonas distintas y muchos más neurotransmisores (sustancias de señalización en las células nerviosas) se alterarán si no duermes lo suficiente?

¿Cuánto sueño necesitas?

Cuando en la consulta le pregunto a alguien que cuántas horas duerme, oigo muy a menudo que unas seis horas, o incluso menos. Pero ¿es esto suficiente? Durante un tiempo se creía que, efectivamente, un sueño profundo de entre cuatro y seis horas era suficiente, pero parece ser que en realidad no es así. Dormir poco puede llevarnos, finalmente, a acumular una deuda de sueño que deberemos pagar para evitar posteriores problemas de salud. Una cuarta parte de la población occidental ya muestra síntomas de privación crónica de sueño y todavía no sabemos a qué conducirá esto exactamente en última instancia. Como adulto necesitas por término medio de siete a nueve horas diarias de descanso, pero ¿cómo lo conseguimos?

«Un buen comienzo es tener la mitad de la batalla ganada», o al menos eso dicen. Acaba un día de trabajo productivo en el sofá, con una taza de té, un buen libro o música agradable. Nada de portátiles, nada de mirar los mensajes del móvil, y por una vez, sin encender la televisión. Esta es la mejor manera de prepararnos para un buen descanso nocturno, en el que podamos disfrutar de un sueño profundo y reparador. Parece un cliché, pero sumérgete en tu cama cuando tengas sueño, aunque solo sean las ocho de la noche. Escucha las señales de tu cuerpo. Acuéstate preferiblemente antes de las diez y asegúrate de dormir entre siete y nueve horas. Usa la cama solo para dormir y no para leer, ver la televisión, llamar por teléfono, comer, etc. La única excepción a esta regla es el sexo. Y pon el despertador a punto, para que te despiertes a una hora fija.

Tan pronto como amanece y nace la luz, la producción de melatonina está en su punto más bajo. La luz nos despierta y también nos mantiene despiertos durante el día. Lamentablemente, nuestro reloj biológico también reacciona a la luz azul que proviene de las pantallas del ordenador, los teléfonos móviles, las *tablets* y las luces LED. Por lo tanto, dejemos por la noche el teléfono y la *tablet* fuera del dormitorio. Y usa el despertador en lugar del móvil. Cuanta más luz diurna disfrutes durante el día, más melatonina produce tu cuerpo durante la noche. Estar al aire libre a lo largo de la jornada es la fórmula ideal para una buena producción de hormonas. Esto a veces no es factible, debido a nuestro trabajo en una oficina, la escuela y otras obligaciones. Tu cuerpo se pone a prueba, especialmente en los meses de invierno, cuando sales y vuelves a casa de noche. Y el organismo funciona de la mejor manera cuando vivimos al ritmo de la naturaleza. La luz determina nuestro ritmo de sueño y vigilia, pero también lo hace la alimentación. Tomar un *snack* cuando ya es muy tarde no es una buena idea, porque interrumpe nuestro ritmo natural. El cuerpo tiene que ponerse a digerir, mientras que lo que debería hacer es calmarse.

Además, la cafeína, que encontramos en el café y el té, entre otras cosas, tiene un efecto estimulante, que puede durar de dos a once horas. Esta duración depende de la dosis, la sensibilidad y la frecuencia de uso. También encontramos cafeína como ingrediente en multitud de refrescos, dulces de chocolate, comida para deportistas y, en ocasiones, incluso en medicamentos. Para dormir mejor no tienes por qué eliminar la cafeína completamente de tu dieta, pero es aconsejable no tomar productos que la contengan después de las dos del mediodía. Limita la cantidad de cafeína de todos modos y, por ejemplo, pásate a una infusión de hierbas en lugar de tomar un té normal.

Come alimentos con triptófano y vitamina C, puesto que se necesitan varios nutrientes para formar la melatonina. El triptófano es esencial, puesto que es el aminoácido que regula el sueño. Se encuentra en los huevos, los plátanos, el requesón, la carne, los frutos secos, las semillas y las legumbres. Además, se precisan también varias vitaminas como la B y la C. Esta última está presente principalmente en las frutas y las verduras. Ten en cuenta que el estrés es un gran consumidor de vitamina C, por lo que se reduce la producción de melatonina. Intenta también que los niveles de cortisol (la hormona del estrés) sean bajos. Con un nivel bajo de cortisol en la noche, se produce melatonina. Si por el contrario, este nivel fuera alto, se producirá menos melatonina, y ello hará que duermas menos. Un cortisol demasiado alto antes de acostarte puede ser causado por una mayor actividad, demasiada luz, estrés y trabajar hasta demasiado tarde. Si quieres estar relajado antes de irte a la cama, puedes hacer ejercicios de relajación, meditación y yoga para calmarte.

Y, para que tu boca sea más saludable, las siestas de corta duración también son una buena idea. Aunque hayas dormido bien, también puedes darte el lujo de echarte una siestecilla. Las siestas estimulan el cerebro, por lo que te vuelves más productivo, te llegan nuevas ideas y encuentras soluciones a problemas con más facilidad. Quizás tengas la brillante idea de usar un palillo interdental. Tener un momento para ti mismo te ayuda a tener más agudeza y además estas siestas cortas también reducen el estrés. E incluso el sistema inmunológico se ve beneficiado. ¡Tal vez puedas hacer una pequeña siesta después de haber visitado a tu higienista dental!

¡MUCHAS GRACIAS!

Este libro quizás nunca habría sido posible si no hubiera sentido una gran necesidad de contar mi historia. Ahora es un hecho, y estoy orgullosa de ello. Así que quiero agradecer a todos aquellos que han sido mis profesores, porque me han proporcionado la visión profunda de que todos los sistemas del cuerpo humano se relacionan y cooperan entre sí. Y además todos estos cursos también han contribuido a mi crecimiento y desarrollo personal.

Sin embargo, ha sido realmente posible gracias a Marieke Soons de Kosmos Uitgeverij (Editorial Kosmos). Muchas gracias, Marieke, por la confianza que has tenido en este libro y en mí. Gracias a ti y a la colaboración con tu equipo (Kelly Weerdestijn, Levi van der Veur y Yolande Michon) he podido trabajar con mucho gusto en su creación. Deseaba fervientemente ofrecer mi visión sobre la importancia de una boca sana. Creo que entre todos hemos logrado poner mi historia sobre papel.

Y, por supuesto, quiero agradecer a mi familia todo el apoyo y la atención que me han prestado. Le debo a mi padre mi pasión por la odontología y la salud. Él me inspiró el amor a esta profesión. La perseverancia de mis padres y su capacidad para ver y aprovechar las oportunidades me han convertido en quien soy. Quiero dar las gracias en particular a mi esposo, Corné, y a su dulce hija Lise, por la paciencia que han tenido conmigo. Me han dado todo el tiempo y el espacio que he necesitado para poder escribir este libro.

Finalmente, por supuesto, muchas gracias a todos los lectores y seguidores de «Oergezonde mond», www.oergezondemond.nl (Una boca muy sana) en las redes sociales. Realmente, lo hago por todos vosotros. Mi pasión es contribuir a mejorar la salud de las personas, y que ello vaya acompañado con una sonrisa radiante. Espero sinceramente que con este libro pueda aportar algo positivo a tu salud en general y particularmente a tu salud oral.

Con mucho cariño,

YVONNE

ÍNDICE TEMÁTICO

C

D

E

F